成人 ADHD の認知行動療法
―― 実行機能障害の治療のために ――

編・著
メアリー・V・ソラント

訳
中島　美鈴
佐藤　美奈子

星和書店

Cognitive-Behavioral Therapy for Adult ADHD
──Targeting Executive Dysfunction──

Mary V. Solanto

Translated from English
by
Misuzu Nakashima
Minako Sato

English Edition Copyright © 2011 The Guilford Press
A Division of Guilford Publications, Inc.
Japanese Edition Copyright © 2015 Seiwa Shoten Publishers

はじめに

メアリー・V・ソラント

　本書で紹介する治療プログラムは，我々が患者の臨床ニーズに応えて開発したものです。1999年，マウントサイナイ医療センターにADHDセンターが発足しました。このセンターは当初ADHDを抱える子どもたちを対象にすることをメインにしていましたが，まもなく成人が診断評価と治療を求めて受診するようになりました。多くは，わが子がADHDと診断されたときに，ひょっとして自分自身もADHDをもっているかもしれないと自覚した大人たちでした。しばらくすると，薬は役には立つけれども，ほとんどのケースでこうした成人患者のニーズに応えるのに充分ではないことが明らかになりました。ある参加者が端的な言葉で次のように説明しています。「薬は物事に集中するのに役立ちます。しかし，何に集中したらいいかを教えてくれるわけではありません」。成人患者は，注意を集中すること，注意散漫，短期的にも長期的にも物事を完了させることができない，混乱，遅れといった問題の数々を長期にわたりもち続けていたと説明しました。これらは子どもの頃からずっと続いてきて，長年にわたって学問的パフォーマンス，職業的パフォーマンスの妨げとなってきたものであり，そのことで参加者たちは深刻に悩み苦しんでいました。ADHDをもつ成人によって経験される日常的な実行機能セルフマネジメントにおけるこうした困難を考えたとき，新たな心理社会的介入の必要性が明らかになりました。マウントサイナイ医療センターで開発されたこのプログラムは行動的方法と認知行動的方法を活用したものです。日常生活において時間をやりくりし，整理整頓をし，計画を立てるための，参加者の能力を高めることを目的としています。また，伝統的な認知行動的介入も，不安と抑うつの問題に典型的に用いられていることから，プログラムに組み入れられています。

　治療プログラムの最も初期のバージョンには，実行機能セルフマネジメントに加えて，衝動と気分のコントロールおよび対人コミュニケーションの問題に取り組むためのモジュールも含まれていました。しかし臨床経験から，効率が悪い，整理整頓ができないという問題はADHDをもつ成人に共通してあらわれるが，衝動コントロールとコミュニケーションの問題は必ずしもあらわれないことが明らかになりました。さらに，これらの問題の治療には，さまざまな介入方法を採用したそれぞれ独立したプログラムで，かつ集中的で，広範なものが必要である

ように思われます。

本書の認知行動療法（CBT）プログラムは，次の目的で開発されました。

1. 行動の変化が長期間続くような，集中的で広範囲にわたるプログラムを開発すること。そのなかには ADHD に関連した問題を回避し，補完するための新しいスキル，行動レパートリー，適応的な認知が含まれていること。
2. 実際に役立ち，習慣的に自然にできるようになる形で，日常生活の活動に容易に組み込むことができるプログラムを実現すること。
3. マウントサイナイ医療センター以外の場所でも再現性が高く，多くのセラピストに普及可能なマニュアル化されたプログラムを開発すること。

　このプログラムはグループ形式で行うのがとりわけ有益であることが明らかになりました。患者に共通する困難があること，治療スキルと習慣も共通することから，構造化して提示，例証，実践することに適しているのです。加えて，グループでは，参加者は他の参加者から，どうすれば成功するのか，その方法をモデリングすることができます。また代理強化を受けることもできます。おそらく最も重要なことは，グループという構造は，メンバー間の相互サポートと励ましを促し，成長と改善に向けた推進力の維持に役立つと考えられる点です。最後にグループは費用効率の高い治療提供方法です。ただし個別治療が必要または望ましい事例や臨床例もあります。その場合には第5章で述べる通り，個別提供用に簡単に変更することができます。

　第1章では，ADHD の診断基準を提示し，中核症状と機能障害の両方の点から，成人における典型的な主訴を挙げ，このプログラムでどのように取り組んでいけるかを説明します。注意／衝動性の問題は，不安，抑うつ，PTSD，適応障害，ストレスを含め，複数の障害や状態に共通して見られます。第2章のような慎重なアセスメントを用いれば，子どもと成人の両方の発達についてレビューすることになり，ADHD と診断，あるいは除外し，併存症を同定できます。各サブタイプの事例を挙げ，診断プロセスを具体的に説明します。第3章は，本プログラムを実施するうえでのセラピストガイドです。グループにおいて，効果的な提示スタイルや，効果的なセラピストが演じるさまざまな「役割」（教師，チアリーダーなど）といった点を解説します。また各セッションの最初に行うホームワークの確認における臨床的アプローチも詳細に説明します。第4章では，成功した治療例と難しい症例を，治療プロセスの早期においてどのようにその抵抗を認識し取り組んでいくかを含め紹介します。第5章では個別で行うためのグループプログラムの修正について述べます。第6章では ADHD をもつ成人を治療するための認知行動アプローチ一般，および我々のプログラムのエビデンスをまとめます。

このセラピストガイド・治療マニュアルを出版する目的は，我々の臨床経験・研究経験を他のセラピストと共有し，この共通の困難を効果的に治療するために必要なツールを提供することです。

目　次

はじめに　iii

治療の理論

第1章　成人のADHDと治療プログラムの開発　3

診断基準と患者の抱える問題　5
　不注意群　5
　多動性‐衝動性群　7
　対人関係への影響　8
薬物療法はADHDのための包括的治療としては不十分　8
ADHDについての理論　9
　実行機能障害　9
　強化に対する非感受性　10
　覚醒と活性化　11
　道はいくつもある　11
　不安・抑うつの併存　12
治療プログラムの原則と構成要素　12
　系統立てスキル訓練　13
　補完的方略の発展　13
　強化の使用　13
　　報酬に対する感受性の不足を補う　13／般化と維持の促進　14／活性化の促進　14／情緒的に気を散らせるものを同定し，抵抗する　15
方略・スキルの一覧　16
要約　16

第2章　成人におけるADHDの診断評価　19

評価の目標　19
評価手順の概観　20
臨床面接の構成要素　20
　来談経緯と患者情報　20
　　主訴　21／これまでの心理学的／精神医学的評価と治療歴　21／発達歴と教育歴　21／職歴　21／家族歴　22／対人関係歴　22／物質使用・アルコール使用　23／その他の症状　23／個別面接での様子　23
　子どもの頃の臨床歴　23
　高校と大学における学問的機能　25
　標準化された質問紙　26
　神経心理学的検査　27

ADHD の典型例　29
混合型：ベスの事例　29
来談経緯と主訴　29／これまでの診断と治療歴　30／発達歴と教育歴　30／職歴　30／家族歴　30／対人関係歴　30／病歴　31／物質使用／アルコール使用　31／その他の症状　31／個別面接での様子　31／心理検査結果　31／要約とフォーミュレーション　31／推奨されること　32／解説　32

不注意優勢型：チャールズの事例　32
来談経緯と主訴　33／これまでの診断と治療歴　33／発達歴と教育歴　34／家族歴　34／対人関係歴　34／病歴　34／物質使用・アルコール使用　35／その他の症状　35／個別面接での様子　35／心理検査結果　35／要約とフォーミュレーション　35／推奨されること　35／解説　36

要約　36

第3章　成功するセラピストになる方法：内容とスタイルの指針　37
治療マニュアルの構造と形式　37
CBT グループセッションの形式　38
CBT グループプログラムの参加者の選定　38
セラピストのスタイル　39
標語の利用　40
ホームワークの確認　41
次回までのホームワークの説明　44
CBT と併用しての薬物療法の活用　44
要約　45

第4章　治療に対する参加者の反応：症例に合わせた治療のテーラーメイド　47
治療が成功する参加者　48
症例：ロン　48
主訴　48／背景／経歴　49／診断　50／グループ治療の経過　50／フォーミュレーション　52

ADHD に懐疑的な人（否認する参加者）　52
症例：レジーナ　52
主訴　52／背景／経歴　53／診断　53／グループ治療の経過　53／フォーミュレーション　54／推奨される治療的介入　54

反抗的な参加者　55
症例：クレイグ　55
主訴　55／背景／経歴　56／診断　56／グループ治療の経過　56／フォーミュレーション　57／推奨される治療的介入　58

意欲喪失の参加者　59
症例：ローラ　59
主訴　59／背景／経歴　60／診断　60／グループ治療の経過　60／フォーミュレーション　62／推奨される治療的介入　62

知性化強迫の参加者　62
　症例：マックス　63
　　主訴　63／背景／経歴　63／診断　63／グループ治療の経過　64／フォーミュレーション　65／推奨される治療的介入　65
要約　66

第5章　個人療法で使用するために　67

個人療法のほうが望ましい場合　67
グループ療法が推奨できない場合　68
個人療法のための評価と計画　68
個人療法の実施　71
　セッティング，アジェンダの順守　71
　ホームワークの確認　72
　終結　73

第6章　認知行動療法の根拠基盤　79

認知行動療法研究のレビュー　79
ADHDのためのマウントサイナイ病院CBTプログラム研究　82
　オープン試験　83
　無作為化対照試験　84
要約と結論　90

治療マニュアル

セラピストのためのまえがき　93

治療マニュアルの構造と形式　93
グループセッションの形式　94
任意選択セッション　94

第1回　診断と折り合いをつけ，成長を目指す
　　　　　——グループの目標と進め方の紹介——
　リーダーズマニュアル　95／ホームワーク　99

第2回　時間の管理
　　　　　——時間を意識する・スケジュールを組む——
　リーダーズマニュアル　103／今回のまとめ　108／ホームワーク　112

第3回　時間の管理
　　　　　——対処しやすくする・自分に報酬を与える——
　リーダーズマニュアル　115／今回のまとめ　119／ホームワーク　121

第 4 回　時間の管理
　　　　　——優先順位づけと to-do リスト——
　　リーダーズマニュアル　125／今回のまとめ　130／ホームワーク　132

第 5 回　時間の管理
　　　　　——情緒的な障壁を克服する——
　　リーダーズマニュアル　137／今回のまとめ　144／ホームワーク　146

第 6 回　時間の管理
　　　　　——活性化と動機づけ——
　　リーダーズマニュアル　151／今回のまとめ　157／ホームワーク　159

第 7 回　整理する
　　　　　——整理整頓のシステムを作る——
　　リーダーズマニュアル　161／今回のまとめ　166／ホームワーク　169

第 8 回　整理する
　　　　　——整理整頓のシステムを実行する——
　　リーダーズマニュアル　171／ホームワーク　173

第 9 回　整理する
　　　　　——整理整頓のシステムを維持する——
　　リーダーズマニュアル　175／今回のまとめ　178／ホームワーク　180

第 10 回　計画を立て，やり遂げる！
　　リーダーズマニュアル　183／ホームワーク　185

第 11 回　計画を立てる
　　　　　——実行する——
　　リーダーズマニュアル　189

第 12 回　将来に目を向ける
　　リーダーズマニュアル　191／今回のまとめ　193

任意選択　時間通りに就寝・起床・出勤する
　　リーダーズマニュアル　195／今回のまとめ　198／ホームワーク　200

文献　203
訳者あとがき　209
索引　211

治療の理論

第1章
成人のADHDと治療プログラムの開発

Mary V. Solanto

　ジョシュは受付にも立ち寄らずに診察室へ駆け込んできます。息を切らして謝罪し，ここの住所を書いておいた紙をなくしてしまい，そのためこの場所を「探しあて」なければならなかった，と説明します——マウントサイナイ医療センターは，ニューヨーク市内でも8ブロック分もの広さなのだから，見つけるのはおおごとだというのです。彼は，いささか髪が乱れてだらしなく，寝起きのような姿ですが，それをのぞけば美男子で，魅力的に歯を見せて笑います。ジョシュは27歳の若者です。文章を書くのが得意で，ジャーナリズムの大学院に在籍しています。彼は今，大学院で単位が取れていないことについて心配しています。奨学金の期間が切れるまでに履修しきらないのではないかと恐れているのです。

　ジョシュは，なにかに取り組み始めても，それに集中し続けることが難しいと言います。記事やニュースのアイデアが浮かぶと，あっという間に何ページもの文章をうまく書くことができます。しかし，いったん最初の熱意が下火になったり，壁にぶつかったりすると，彼の心はふらふらとさまよい始めます。コンピュータをじっと見つめていたり，ネットサーフィンをしたり，あるいは部屋をうろうろ歩きまわったりすることもあります。そうして何時間もほとんど書き進まないのです。ジョシュが特に苦労しているのは，研究論文をまとめることです。きちんと順序立てて論文に取り組むことができないようなのです。文献を系統的に調べて，自分が論文に組み入れたいと思うことの書かれた書籍や論文を探し出すことができません。たいてい明確なテーマや議論のないままに，いきなり書き始めます。そのため，前に戻ったり，変更したり，一からやり直したりせざるを得なくなるのです。このプロセスが嫌で，そのせいもあってぐずぐずと先延ばしにしてしまいます。締め切りや提出期限が迫ってきていても，いつも締め切りの前夜になるまで論文に取りかかることができません。本人によれば，ジョシュはそれまでの「全人生」にわたってこうした問題を抱えてきたといいます（実際，一度

大学から退学を求められました)。当然のことながら，はたして自分はジャーナリストとして現実にやっていけるのだろうかと疑問に感じています。

ジョシュはまた，持ち物をよくどこかに置き忘れてしまうとも言っています。鍵，携帯電話，書類入れなどです。自宅や学校の机は書類が乱雑に山積みになっており，仕事をするスペースがない状態です。物を探すのにかなりの時間を浪費してしまいます。

2回目のセッションで，ジョシュは恋人との問題について語ります。ジョシュは彼女から，次のようなことでよく文句を言われるというのです。ジョシュは気が短いし，デートにはたいてい遅れてくる，また彼女の話を聞いていないし，そのうえ彼女から頼まれたことを忘れてしまうというのです。また「くだらない些細なこと」で腹を立てがちです。大学院の奨学金では生活費が限られているにもかかわらず，ときどき思い出したように，最新のサウンドシステムを買ったり，NBAの試合のチケットを友人たちの分まで買ったりと大散財をしてしまうことに，彼女は驚き，心配しています。ジョシュは，恋人がこのような不満から結局——ちょうど前の彼女がそうだったように——別れることになるのではないかと心配しています。

ジョシュは2年前にADHDと診断され，メチルフェニデート（リタリン）を短期間服用したことがあります。服薬により，以前より気が散らなくなり，より長く集中できるようにはなったのですが，学業に取り組むうえでうまく計画を立てて期日通りに終えることにはあまり役立ちませんでした。そのため，そのとき処方された薬がなくなった時点で，服用をやめてしまいました。

ジョシュの例は，注意欠陥／多動性障害（ADHD）をもつ成人の典型例です。ジョシュは，注意の焦点化や集中，そして特に日常生活における実行機能——時間の管理，計画的な行動，順序立てた行動——に困難を抱えてきました。これらの困難が学業の障害となってきました。また適切に治療がなされなければ，今後，仕事も妨げてしまうおそれがあります。ジョシュの話には，不注意だけでなく，衝動性も見られます。衝動性は，ADHDをもつ人皆ではないものの，注意に関連した症状として見られます。これについては後ほど詳しく説明します。衝動性のためにジョシュは，落ち着きがなく，短気で，怒りの爆発を起こしやすく，後先を考えず浪費してしまいます。これらは，人間関係の不和を招く可能性が特に高い症状につながることがあります。

ADHDはかつては児童にのみ見られる障害と考えられていましたが，現在，成人の4%がADHDをもつと推定されています[48]。この推定値は，4つの別個の縦断的フォローアップ研究の結果ともよく合致しています。それらの研究結果では，米国の学童の8%がADHDであり，その約半数において成人期になって

もADHDが続いていることが示されています。さらにこれらの縦断的フォローアップ研究によって，成人期のADHDでは，実質的にすべての主要な機能領域における欠陥が包括的に明らかになりました。学業，職業，社会生活，情緒の領域です[13, 27, 52, 95]。ADHDをもつ成人は就学した期間が短く，失業率や不完全雇用率が高いのです。また，反社会的行動や逮捕の割合も高く，自動車事故や裁判所への召喚も多く，人間関係の問題が対人関係の衝突，別居や離婚の割合の高さにあらわれています。加えて，不安（51％），抑うつ（32％）の割合が高いのはもちろんのこと，物質乱用やアルコール乱用障害の割合がより高い（18％）のです[48]。また，ADHDをもつ女性は摂食障害のリスクが高くなります[29]。ある最近の研究は，生産性の損失という観点からADHDの経済的損失を計算し，ADHDをもつ成人は，同等の教育を受けたADHDをもたない人と比べ，年収が8,900～15,400ドル低く，全国での経済的損失は770億ドルにのぼることを報告しました[22]。

診断基準と患者の抱える問題

まずはDSM-IVによるADHDの診断基準から考えます。この診断基準は大人も子どもも同じです（成人に適用する際の診断基準に関する議論および批判については文献17参照）。DSM-IVの基準Aは2つの主要な症状群を記述しています。不注意があらわれた群と，多動性と衝動性があらわれた群です。そして診断には，このいずれかの領域の9つの症状のうち少なくとも6つが見られなくてはならないとしています。不注意の症状基準を満たし，多動性-衝動性の基準を満たさない人は「不注意優勢型」と診断されます。一方両方の領域の症状基準を満たす人たちは，「混合型」と診断されます。DSM-IV-TRでは「多動性-衝動性優勢型」も記載されていますが，これはほとんど就学前の年齢層に限られているようです[49]。

DSM-IV-TR基準ではこのほかに，症状が子どもの頃に始まっていること，複数の場面（自宅と職場，自宅と学校など）で障害が起こっていること，また社会，学問，職業の機能において臨床的に有意な障害があることが求められます。最後の基準として，特定の精神的状態をもつ患者，あるいは他の疾患が原因となっている症状であると考えられる患者は除外されます。続いて，成人における2つの症状群それぞれについて，典型的な主訴を詳しく述べます。

不注意群

ADHDをもつ大人は，一般に，本を読んだり，会話をしたりしているとき，あるいは講義などのとりわけ長ったらしい，退屈なものに参加しているときに，

気が散って集中できないと言います。ADHDをもつ成人は一般に，時間の経過を意識することが困難です。また，約束した時間に遅れてきたり，仕事や課題を期日どおりに完了させることができなかったりします。また，決まりきった日常の雑事や，さもなければ目新しさや興味に欠けることをなかなか始められないことも一般的です。たとえば，毎月の請求書の支払いといった繰り返しの仕事や，税申告のような長期的な仕事にも取りかかることができず，結果，何週間，何カ月，あるいは何年も遅れてしまうこともあるでしょう。ADHDをもつ人が，支払いが遅れたために水道や電気を止められたり，請求書や税金の支払いでかなりの延滞金を課されたりすることは珍しくありません。最近のある例では，非常に有能な専門家が，開業免許の更新を何年も先延ばしにしてきたために，免許委員会に対したいへんな窮地に陥ってしまいました。また，仕事に必要な書類事務がADHDをもつ成人にとっては難しいことがあります。たとえば，ある30代の聡明な女性が外交員として働いていました。顧客となる可能性のある相手と効果的にコミュニケーションを図る才能があったのですが，きちんと経費報告書を作成して提出することは彼女には非常に難しく，結局，そのために解雇されてしまいました。別の例として，ある教師は効果的に，また想像力豊かに子どもたちにかかわっていましたが，期限に合わせてカリキュラムを作成したり，生徒の成績表をつけたりできないことが何度もありました。彼女にはそれらの仕事が難しく，結局，別の分野に転職することにしました。

　ADHDをもつ成人は一般に，必要な物を探すのに悪戦苦闘します。自宅や職場がきちんと整理できていないために，重要な書類や記録，私物がどこにあるかわからなくなってしまうことがあるのです。そうして非効率的で，乱雑なのが普通になってしまいます。たとえば，ある若手教授が，引越した後，新しい部屋には段ボールが何カ月も未開封のまま乱雑に置かれたままになっていて，部屋から部屋へ歩くのにもひと苦労でした。必要な物を何度も探さなければならなかっただけでなく，決まりが悪いのと恥ずかしいのとで，とても友人を自宅に呼ぶことなどできませんでした。これが社会生活を進めていくうえで障害となっていました。整理整頓ができないことは，職場においても重大な障害を生み出す可能性があります。整理整頓ができないということを除けば有能なある弁護士は，クライアントごとのファイルをきちんと整理して維持していくことができませんでした。資料がファイルされないままになっていたため，クライエントの訴訟の事情や次の法廷の日付，必要な法的手続きを迅速に判断することができませんでした。そのため彼女の立場は危機的状況に追い込まれたのですが，知人の弁護士が手伝いに来てくれて，ようやく難を逃れました。

　ADHDをもつ成人は，新しいことを始めるときに熱中することがよくあります——目新しさや新しいアイデアにワクワクするのです。しかし，その目新しさ

が薄れ，困難に直面したり，細かい作業が必要になったりすると，興味やエネルギーを失い，興奮を約束してくれる次の新しいことへと移っていってしまうことが多いのです。このサイクルが繰り返され，計画は未完了，学課は修了せず，仕事は転職，さらには人間関係さえ放棄してしまう，という一連の結果を生むことになります。ある聡明な若い女性は，アイビー・リーグの大学を卒業後，9年のうちに10回も転職しました。解雇されたためではなく，自分が本当は何をしたいのか決められなかったからです。どれも最初は魅力的に感じられるのですが，結局は退屈なことになってしまうのです。言うまでもありませんが，こうしたパターンを長年繰り返すうちに，彼女は学業，職業，また個人的なことについて，目標を定め，それを達成することができなくなってしまいました。

多動性－衝動性群

　この症状の基にある中核的障害は，時間的な余裕をもてないことです。考えたことをすぐ実行に移し，衝動をすぐに表にあらわしてしまうのです。ADHDの混合型をもつ成人は，他の人たちと比べ，食物，薬物やアルコール，セックスに対する欲求など，多くの衝動をコントロールすることが困難です。衝動のコントロールに障害があるということが，ADHDとアルコールまたは物質の乱用の併存，およびADHDと摂食障害の併存が多いことの理由かもしれません。ADHDをもつ成人はまた，スピード違反などの交通違反をすることも多く，そのため自動車事故を起こしたり，裁判所へ召喚を受けたりすることも多くなります[18]。スカイダイビングなどの身体的危険を伴う活動を魅力的に感じるのも，ADHDをもつ成人によくみられる多動性－衝動性の症状のあらわれです。

　衝動性はその人の認知のスタイルにもあらわれることがあります。いきなり結論に飛んだり，十分に考えたり計画を立てたりしないままに決断に至るといった傾向です。衝動性は，道案内も聞かず地図ももたずにいきなり車で出かける，後にどのような問題が起こる可能性があるのかを十分に考えもせずに仕事や住居を変えてしまうなど，大なり小なり，個人の決断にも影響を与える可能性があります。ある紳士が仕事で成功に恵まれないことを嘆いて述べた言葉には，衝動的な傾向が及ぼす影響が比喩で表現されています。「私はいつも，自分が行きたいところへ行くバスを待つのではなく，やって来た最初のバスに乗ってしまったのです」。

　多動性－衝動性領域のあらわれとして，エンジンにつき動かされるような行動や，身体的な落ち着きのなさもあります。これは，混合型のADHDをもつ成人が経験することがあります（必ずみられるわけではありません）。ここでは，成人における多動性－衝動性のあらわれが一般に，子どもにおけるあらわれとはきわめて異なることに着目することが重要です。つまり，混合型のADHDをもつ

子どもは過度に落ち着きがなかったり，そわそわしたりすることがあるのに対し，そうした特徴は，ADHDをもつ成人を観察する限り，さほどはっきりと認識されない可能性があるのです。これは，そわそわする内的感情を報告したり，あるいは面接の間最後まで座っていることに悪戦苦闘したりといった大人は多いかもしれませんが，通常，それが行動となってあらわれることはそれほどないからです。

　この後詳しく述べますが，多動性-衝動性の症状群は，会話における衝動性としてあらわれることもあります。

対人関係への影響

　不注意や多動性-衝動性は，家族，友人，上司や同僚との関係に損失をもたらします。人の話に注意深く耳を傾けない成人は，他者の感情やニーズなど気にしていないように見えます。約束したことを覚えていなかったり，決めたことをやり遂げなかったりすると，失望や軋轢を生み，挙句の果てには信頼を損なうことにもなりかねません。ADHDをもつ成人は，余裕をもって待てないために，会話や活動の途中に割って入ったり，人間関係において過度に指示したり，支配的になったりします。会話における衝動性のあらわれとして，不適切な発言，無神経な発言，タイミングの悪い発言をしたり，あるいは冗長すぎたり，細かすぎたり，話が脱線したりと，聞き手にいやな印象を与えることがあります。たとえば，ある将来有望な若い幹部職員は，自分がスタッフミーティングで話しすぎで，同僚に対する発言が「あまりにも無遠慮である」と上司に指摘されてうろたえてしまいました。脱抑制は，怒りの不適切な表現や情動の極端な表現を引き出すこともあり，これも同様に他者を遠ざけたり，悩ませたりします。だらしのなさや整理整頓のできなさは，家族の他の人にマイナスの影響を与え，ストレスや対立も生みます。そのため，幼い子どもを1人抱える，ADHDをもつある弁護士の妻は，「うちには子どもが2人いる」気がすると打ち明けました。ADHDの症状が他者に与える影響は数知れないことを考えると，ADHDをもつ成人が別居や離婚をしていることが多かったり[23]，友人や同僚との社会的関係に困難を抱えやすかったり[13]することは驚くにはあたらないでしょう。

薬物療法はADHDのための包括的治療としては不十分

　子どもの場合と同様に，神経刺激薬であるメチルフェニデート（リタリン，コンサータ）とアンフェタミン（Adderall, Vyvanse）はADHDの中核的な症状の緩和に効果的であることが，DSM-IV-TRを用いた精神科医による評価および世界標準の臨床尺度によって明らかにされています。メチルフェニデートに対

する反応は，成人では子どもの場合と比べるといくぶん低く，対照群をおいた研究で37%から70%にわたっています[4, 25, 55, 85]。成人におけるアンフェタミン系神経刺激薬の反応率は，メチルフェニデートの反応率と類似しています[2, 85, 95]。FaraoneとGlatt[41]による近年のメタ解析では，成人における長時間作用型の神経刺激薬の全体的な効果サイズ（標準偏差を単位として薬とプラセボを比較した値）は0.73（「大きい」）で，メチルフェニデート系の治療とアンフェタミン系の治療との間に差異はない，としています。ノルエピネフリン再取り込み阻害薬であるアトモキセチン（ストラテラ）も，成人におけるADHDの症状評価を有意に改善することが明らかにされています。しかし，2つの大規模な研究においては効果サイズが0.35と0.40であり[56]，したがって上記の長時間作用型の神経刺激薬について報告された平均的な効果サイズのわずか約55%です。しかしアトモキセチンは神経刺激薬に対する耐性が低いときや効果が弱いとき，あるいは刺激薬乱用の可能性がある場合に役立ちます。

　成人のADHDの治療を目的とした薬物の臨床的活用についてはSpencer, Wilensらの論文が，神経刺激薬治療[84, 97]，非刺激薬治療[81]それぞれ参照できます。

　このように成人のADHDの治療において神経刺激薬と非刺激薬は効果的であるものの，薬物治療には限界もあります。第一に，これらの研究における有効性はADHDの中核症状の評価に基づいて記録されたものであり，整理整頓ができない，時間の管理が困難であるといった特定の機能障害に対する薬物療法の影響に関しては，これらの研究からはほとんど情報が得られません。臨床経験からは，子どもの頃にこれらの重要な領域におけるメタ認知スキルの発達が不足していた可能性があることから[37]，薬物療法だけではこれらの障害を治療するのに不十分であり，大人になってからこれらの分野における何らかの明示的な技能訓練が必要となると考えられます。第二に，薬物療法に反応がないか，かえって逆効果となる成人が有意な割合（30～50%）で存在するため，別の介入が必要となります。最後に，薬理学的研究において「反応がある」というときは一般に，症状に少なくとも30%の減少がみられる人を指しており，薬物療法に「反応した」人も多くが症状の完全な緩解には至らず，心理社会的介入による改善の余地と必要性を残しているのです。

ADHDについての理論

実行機能障害

　ADHDをもつ人の整理や効率的なセルフマネジメントにおける障害は，その基盤にある実行機能における障害に少なくとも部分的には起因する可能性があります[9, 34]。実行機能には，ワーキングメモリー（作動記憶），自己抑制，集中を

妨げるものに抵抗すること，注意散漫，整理すること，計画性，プランニング，セルフモニタリングなどが含まれます。これらの障害は，成人[46]と子ども[96]の双方で神経心理学的テストを用いた数多くの研究で実証されてきました。成人[69]と子ども[70]双方の構造的・機能的脳画像研究の結果も，これに一致することが示されています。こうした実行機能にかかわるとされている前頭前皮質の領域の量と活性化に障害があることが明らかになっているのです。神経心理学的テストで定義される実行機能障害がADHDをもつ人に普遍的にみられるわけではありませんが[38,99]，こういった測定基準で実際に実行機能に障害をもつ成人[28]と子ども[26]は，障害をもたない成人や子どもに比べて，職業，学問に取り組むうえでより大きな問題を抱えているのです。しかも，著名な研究者のなかには，ADHDがある子どもと大人は，たとえ実行機能の障害を測定するために用いられてきた神経心理学的テストで障害があるとされなかったとしても，日常生活において明らかにそうした障害を示しているとする人もいます[32]。

ADHDの病因学の見解を補足すると，優勢な認知的反応あるいは行動的反応を抑制あるいは遅延させて，持続する反応を妨げ，外部刺激の介入を防ぐ能力，衝動制御における根本的な障害があるとされています[16,58]。Barkleyのモデルによると，衝動制御が不十分な場合，発達の過程で，鍵となる自己調整実行機能において障害が次々と滝のように生じてきます。衝動抑制が十分でないと，直近の外的刺激・内的刺激に反応しやすくなり，認知的には，ワーキングメモリーが不十分，注意散漫，ものごとを完了させることができない，細かいことに注意が行き届かない，「不注意」による間違いを犯す，という形であらわれます。長期間にわたること，複数の段階があること，本質的に困難なことは特に途中で中断されてしまう可能性が高いでしょう。ワーキングメモリーが不十分だと，現在の行動をモニターし，調整して，重要な目標に向けて最大限にタイミングよく仕事を進めていくことが難しくなります。ADHDをもつ子ども[14]も成人[16]も時間の経過を意識することが難しく，そのためある仕事にどれほど時間がかかるか，これまでにどれほどの時間が経過したかを推測することが困難になっているというエビデンスが最近の研究で確証されています。

強化に対する非感受性

ADHDをもつ人はまた，強化（報酬）に対する感受性が低いとされています。本質的に努力が必要であったり嫌なものであったり，即座に満足が得られることがほとんどないような仕事や活動は，特に困難な経験となるというのです。この理論によると，ADHDをもつ人は，ある状況でどう行動すれば報酬が得られるかを学習しているにもかかわらず，自分の行動をコントロールすることが難しいといわれています。そのため，そのときにしていることとは無関係の刺激（集中

を妨げるもの）に行動をコントロールされる可能性が高いということになります[51]。したがって ADHD で「報酬の閾値が高くなっている」とすると，その閾値の高さを補完するために強化子の頻度，迅速さ，わかりやすさを高めることが必要かもしれません。これは Barkley[8] や Haenlein と Caul[45] によって最初に述べられ，Luman ら[51] のレビューしている研究で経験的に確認されています。

また ADHD をもつ人は「強化の遅延による勾配」が急なのかもしれません。強化の遅延による勾配とは，強化子の与えられるタイミングに時間的隔たりがあればあるほど，強化子の報酬価値は低下する，という現象のことで，動物実験で実証されています[5]。報酬が遅れれば遅れるほど，それが現在の行動を動機づける力が弱まるということになります。ADHD をもつ人の場合，この勾配が ADHD をもたない人の場合よりも急であるため，報酬が遅延することで，強化子としての報酬の価値が失われやすくなるのです[1]。ADHD をもつ人にとって，高等教育の学位や仕事の昇進，家や車など大きな買い物のための貯金のように遅延した強化子が，それらの目標へ向けた努力を動機づけ維持するうえでさほど効果がないようすなのは，このためかもしれません。

覚醒と活性化

ADHD の理解へ向けた別のアプローチとして，脳の皮質下領域がつかさどる覚醒と活性化のプロセスに注目するものがあります。覚醒は知覚入力，活性化は反応の出力を媒介するプロセスです。これらの概念は，Tucker と Williamson[88] によってはじめて提出され，Sergeant[74] が「認知 - エネルギーモデル」において ADHD に適用しました。このモデルでは，認知のプロセスにおいて「覚醒」「活性化」の 2 つのエネルギー供給源を仮定しています。「覚醒」と「活性化」の供給源は，最終的には「出力」の供給源によって維持され，調整されます。入ってくる情報の処理に時間がかかる，あるいは正確に処理できないという場合には覚醒における障害が，反応が速やかにできない，あるいは正確に反応しないという場合には活性化における障害がかかわっているとされます。ADHD をもつ子どもにおいてこのモデルをテストした一連の研究を Sergeant はレビューしていますが，これらの研究からは覚醒の障害を裏づけるエビデンスはほとんど明らかにされなかったものの，活性化の障害のほうは明らかになったのです。成人においてはまだこうした調査は行われていません。本書では「活性化」という用語を，重い腰を上げて，物事を始めるという場面でも広く使っていきます。これは ADHD をもつ成人の多くが難しく感じることです。

道はいくつもある

ここで特筆しておくべきことがあります。ここまでに述べた実行機能障害に基

づくモデル，強化に対する動機や感度に基づくモデル，認知－エネルギーモデルは必ずしも対立し合うものではなく，ADHDにはさまざまな種類があることから，異なるモデルのなかから選んだり組み合わせたりすることで各人のADHDに取り組む道筋となるかもしれません[81,80]。

不安・抑うつの併存

ADHDをもつ人は物事への取りかかり，整理すること，時間の管理，努力を続けることにおいて著しい困難，しかも継続的な困難を経験します。それが結局は長期的な学問，職業，個人の目標の達成を妨げることになります。長年にわたって達成が十分にできなかったりうまく行動できなかったりという状態が，子どもの頃から発達の重要な段階を経て成人になっても続き，それが不全感と低い自己評価につながり，ひいては抑うつを導くことがあります。抑うつは成人のADHDでよくみられる併存症です。自分は無能であるという感情，無能であることに対する恐怖はまた，あがり症や強迫的で完璧主義の「補償的」な認知と行動を生む可能性もあります。さらに，将来の失敗を予測することで意欲喪失や抑うつの感情を長引かせることもあります。こうしたマイナスの感情は効果的なセルフマネジメントを妨げるさらなる障害となるため，治療のなかで別個にとりあげて取り組む必要があります。

治療プログラムの原則と構成要素

本書で紹介する治療プログラムは，ADHDをもつ成人に高頻度で見られる問題や不満に対処するためにデザインされています。ADHDをもつ成人にとって障害のある領域として報告されており，苦しみと欲求不満の源として患者がよく口にする問題です。具体的には，非効率，ものごとを完了させることができない，仕事や活動を期日どおりに開始し終わらせることが難しい，整理整頓ができない，うまく計画が立てられない，先延ばしにする，行動が遅い，忘れっぽい，決断力がない，なかなか優先順位をつけることができない，完璧主義，といった問題がそうです。本書で述べるADHDの治療は高度に構造化された一連の介入から構成されています。上述のように，実行機能障害や，強化子に対する感受性の低下，活性化における障害，および不合理な不快な気分を生み出す認知といった，ADHDのこうした困難の媒介要因と考えられるもの複数に取り組みます。ADHDをもつ人それぞれ，これらの困難のあらわれる程度はそれぞれ異なるでしょう。究極的には，今後の研究によってそうした個人の違いを区別し，各患者のニーズに最も直接的に取り組むことになるであろう技能や方略の組み合わせパターンを同定できるようになるかもしれません。

介入の分類は以下のとおりです。表1.1にも示しています。

系統立てスキル訓練

治療の構成要素として，セルフマネジメントのための系統立てスキル訓練があります。注意欠陥のためか，発達の過程で出会うことがなかったためか，いずれにしてもADHDをもつ成人のなかには，獲得する機会がまったくなかったという人もいるスキルです。スケジュール帳を利用して日々すべきことを予定に組み入れ，優先順位をつける方法や，身の回りを整理整頓してできる限り効率よく行動できるようにすることについての話し合いなどがあります。

補完的方略の発展

この治療プログラムは，実行機能における根本的な障害そのものを改善しようとするものではありません。このプログラムの目的は実行機能における障害を補うことができる，あるいは患者自身がすでにもっている実行技能を安定して効果的に活用できるようになるような認知行動方略を教えることです。たとえば，活動環境を整えて集中の妨げとなる可能性のあるものを最小限にし，目標へ向けて促す刺激を最大限に目立たせることや，タイマーを活用して，ひとつの仕事や活動を完了させ，次の仕事や活動へ移るきっかけにすることなどがあります。前者は気を散らさせるものがあるとすぐに集中できなくなってしまう弱さを補うのが目的です。また後者は時間の管理や自己抑制の不足を補うのが目的です。

強化の使用

強化の経験は，次の2つの方法で高められます。(1)このプログラムには強化に対する感受性の不足を補うことを意図した方略が組み入れられています。前述のとおり，強化に対する感受性の障害はADHDであらわれる症状に対して病因学的に関係している可能性があります。また(2)ホームワーク（およびグループからのフィードバック）によって実際に強化を経験します。それにより，このプログラムによって生じる行動的，認知的変化を獲得し，般化し，そして維持していきます。

報酬に対する感受性の不足を補う

ADHDをもつ子どもに対して行動介入が効果的であるためには，望まれるターゲット行動に対する強化随伴性の頻度，わかりやすさ，迅速さを高める必要があります。同様に成人のADHDの場合も，強化の経験の頻度と強度を増すように自分の活動を計画することを教えます。成人の場合，後者には，満足感や能力・達成の経験，また楽しい出来事などのより直感的な行動的強化子も含まれます。

これを達成するための方法としては，タスクを小さく，取り組みやすく分解し，その後に休憩や楽しい活動の予定を入れる，あるいは，可能ならば嫌な活動，困難な活動を楽しい活動と「ペアにする」よう教えることなどがあります。また，強化の遅延による勾配が急であることを補うために，現在の大変な仕事や嫌な仕事が完了すれば得られるであろう将来の報酬を積極的に視覚化し（ポジティブな視覚化），それによって現在において遅延した強化子の動機づけを高めることも教えます。

般化と維持の促進

新しい認知行動スキルを無意識に使うことができるようになるために，覚えやすい標語が参加者に示されます。関連のセッションで紹介され，プログラムの全体を通して方略的に繰り返されるのです。たとえば「スケジュール帳に書かれていないことは，存在しない」，「始められないでいるなら，最初のステップが大きすぎるのだ」などです。これらの自己教示的認知は，手がかり（問題となっている状況または刺激）と適応的な反応との間の結びつきを強め，それによって現実世界における適応的な行動の般化と維持を促進することで，ポジティブな習慣形成を促すようデザインされています。

プログラムの構造は，参加者が変わろうとする自らの努力ゆえに強化され，そうして新しい行動が促され維持されるようデザインされています。そのため，ホームワークはまずは小さく対処しやすい課題から始まり，より複雑な課題へと進んでいきます。セッション中に行うエクササイズは，初期に極力大きな成功を経験し，失敗に対する恐怖とネガティブな自己帰属や期待を克服するのを助けます。ホームワークを発表して話し合うことは，リーダーや参加者からの称賛，励まし，支持という形でプラスの変化について社会的強化を得る十分な機会となります。さらにエクササイズがリーダーや他の参加者のモデリングの機会となります。こうして，プログラム全体を通して，適応的な行動を徐々に形成し，認知的スキルや行動的スキルのリハーサルを行い，さらに練習を繰り返していきます。最終的な目標は，新しく獲得されたポジティブな行動と認知が自己強化的になり，またそれにより自動的に維持されるようになることです。

活性化の促進

参加者が複雑な課題，あるいは嫌な課題に取り組み始めるために，活性化を促す方略もあります。「始めることが最も難しい」という標語は「始めてしまえばしだいに容易になっていく」と参加者に思い出させ安心させるためのものです。他の方略，とくに第3回の方略は，難しい課題を分解して対処しやすくするスキルを教えることによって，参加者を活性化できるようデザインされています。

情緒的に気を散らせるものを同定し，抵抗する

　実行機能スキルを効果的に使うことを妨げ，動機づけと進歩を蝕んでいき，ネガティブな自己帰属と感情状態を続けさせ，不安や抑うつを生む自動思考を認識してそれに挑戦することを教えます。不合理な思考に取り組むための認知行動プログラムを第5回で紹介します。このプログラムは，Aaron Beck, Albert Ellisらによって最初に紹介され，不安と抑うつの治療に適用された理論と方法を利用しています[33]。以降のプログラム中，セッションの最中，特にホームワークの確認の際の話し合いの過程で，折に触れて不合理な思考を同定し，取り組みます。ADHDをもつ成人に共通して生じる不合理な認知の例としては以下のようなものがあります。

　プラスのことをそうと認めない。困難なことを完了したのち，患者は心のなかでこうつぶやきます。「私は，もっとずっと前にこれができてもいいはずだったのに。これくらいでは何の意味もない。しなくてはならないことがまだこんなにあるじゃないか」。自分のことをほめ，成し遂げた進歩に誇りをもつのではなく，成し遂げたことの価値下げをしてしまうのです。これでは，みるみる動機を奪われ，意欲喪失に至り，「私は何も成し遂げられない，私は無能だ」というネガティブな信念を永続させてしまうことになります。

　完璧主義。自分自身に完璧主義的な基準を課す人は，一般に自分の成果と自己価値に不安を感じています。自分の成果，努力，アウトプットが，「最善」すなわち欠陥がゼロでなくては恥ずかしく思い，自分は失敗したと感じます。すると論文，手紙，プロジェクトなどを完了したり提出したりするのに気が進まなくなります。この基盤にある典型的な信念は，「完璧にできないのなら，まるでダメだ，失敗したんだ」というものです。このように考えた結果，その仕事には太刀打ちできないように感じられ，仕事を避けたり，先延ばしにしたりすることがあります。

　治療プログラムのなかで見られる影響。上記で失敗を予期することや失敗を恐れることが強調されるのは，自分の問題を解決するために参加したにもかかわらず，その治療プログラムの効果を実感できなくなってしまう可能性があるからです。不安を「予期する」患者は，プログラムに参加する際に，行き当たりばったりだったり，真剣に取り組まなかったりします。とりわけホームワークに関してはそうです。失敗を「恐れる」患者も，ホームワークを避けることがあります。さもなければ，過度なまでに徹底してエクササイズを行うこともあります（たとえば回答を何ページ分も書き連ねるなど）。珍しいことではありませんが，不安のある患者は，to-doリストやスケジュール帳を使ったって，どうせ自分にはちゃんとできず，失敗するだけだと言って，活用しようとしません。こうした患者の自分自身に対する過剰で非現実的な期待を明らかにし，それを和らげるよう手助

けすることは，治療プログラムへのポジティブな反応を促すうえで重要な最初のステップとなります。

　不安と抑うつを治療するための認知行動的介入の適用については，第4章でさらに，困難な治療事例を具体的に紹介して説明します。ADHDをもつ成人における不快な気分を生む認知に取り組むための認知行動療法の応用について，より詳しい議論およびセラピストと患者の対話例は，*Cognitive-Behavioral Therapy for Adult ADHD：An Integrative Psychosocial and Medical Approach*[61]を参照してください。

方略・スキルの一覧

　表1.1は，この治療プログラムのなかで習得する内容を示しています。各方略・スキルが最初に紹介されるセッション，または主に紹介されるセッションも示しました。ただし，このプログラムでは同じスキルや方略が繰り返し登場します。これは般化と維持を促すためです。セッション中にも，ホームワークの確認中にも，新しい行動的文脈のなかで絶えず呼び起こされ，再び適用されることは強調しておく必要があるでしょう。

要約

　ADHDが大人になっても続く人はかなりの割合にのぼり，成人の機能のほとんどあらゆる分野において有意な障害を伴います。薬物療法は中核症状の緩和には有効であるものの，これらの機能的な障害に対処するには不十分なことがしばしばあります。本書で紹介する治療プログラムは，時間の管理，整理すること，および計画的な行動といった，毎日の実務的なセルフマネジメントにおける重大な困難に取り組むために開発されたものです。

　良い治療は良いアセスメントから始まります。次章では，ADHDのための包括的な評価の構成要素について説明し，主症状，併存症，および関連の障害を確認する方法について述べます。最後に混合型と不注意優勢型の典型的な症例も紹介します。

表 1.1　認知行動治療プログラムで習得する方略／スキル

方略／スキル	認知行動原則	セッション
グループへ定期的に出席する	ポジティブな習慣	1
グループへ定時に出席する	ポジティブな習慣	1
ホームワークを実行する	ポジティブな習慣	1
時間の見積もり	系統立てスキル	2
スケジュール帳を活用して予定を立てる	系統立てスキル；ポジティブな習慣	2
課題・仕事を対処しやすく分解する	補完的方略；自己強化	3, 7, 8, 9
随伴性自己強化	随伴性マネジメント	3, 7, 8, 9
期限通りに仕事を始める	自己手がかりと強化；補完的方略	4
期限通りに仕事を終える	補完的方略	3, 4
スケジュール帳を活用して to-do リストを作る	系統立てスキル；補完的方略	4
スケジュール帳を活用して優先順位をつける	系統立てスキル；補完的方略	4
毎日の予定として決めたことを最後まで行う	刺激マネジメント；補完的方略	4, 5, 6
妨害となる外的・内的な状態や感情を同定する	ネガティブな自動思考に挑戦する	5
長期的報酬の視覚化	自己強化	6
気を散らせるものに対抗する	補完的方略；予的自己強化	6
効率よくできるように環境を整える	系統立てスキル；刺激マネジメント；補完的方略	7, 8
気を散らせるものを減らすよう環境を整える	刺激マネジメント；補完的方略	7, 8
整えた環境の維持	即時的で予期的な自己強化；刺激マネジメント	9
計画を立てる・順序立てる	系統立てスキル	10, 11
長期的プロジェクトの実行	すべて	11
標語を用いた自己啓示	自己啓示的訓練；自己手がかり，ポジティブな習慣形成	全セッション

第2章
成人におけるADHDの診断評価

Mary V. Solanto, David J. Marks & Jeanette Wasserstein

　適切な診断は決定的に重要です。ADHDではなく不安や抑うつ，境界性パーソナリティ障害（以上はすべて注意の問題を呈する可能性がある）であった場合，患者をその障害に応じた治療に紹介する必要があります。もちろん，第1章で述べたように，ADHDの一次症状によって引き起こされる障害から二次的に不安と抑うつが生じることがしばしばあります。このようなケースでは，治療を通してADHDに関連した障害が取り除かれることによって，二次的に生じていた問題も除去されることがあります。

評価の目標

　成人のADHDは評価が難しい可能性があります。診断評価には多くの目標があります。(1)ADHDの症状が現在，診断基準を満たす範囲・頻度・程度で存在しているかを確認する。(2)子どもの頃に症状が存在していたかどうかを確認する。これはDSM-IV-TR診断基準に従う意味でも，またADHDに対する現在の我々の理解から考えても必要なことです。(3)ほかにどのような疾患が存在する可能性があるかを確定する。すなわち併存症の診断，あるいは現在ADHDを示しているように見える症状に対して代わりの説明となる可能性がある疾患が存在するかということです。後者には不安，双極性障害，境界性パーソナリティ障害，物質乱用，アルコール乱用，学習障害などがあります。これらの状態はいずれもADHDと同時に発生し得るとされており，第1章で述べたようにその頻度は思いのほか高いのです。評価では，適切な治療とその治療の強度を選択するために，現在の症状と障害の相対的な緊急度と優先度，およびそれらの関係を決定することになります。何らかの疾患が併存していると，ADHDの治療の選択に直接的に影響する可能性があります。たとえば物質乱用が併存する場合，神経刺激

薬の使用が禁忌となるかもしれない，あるいは優先して物質乱用の治療を行うべきかもしれないということになります。抑うつや重篤な不安が存在するならば，ADHDのための薬物治療に加えて，それらの状態のための薬物療法が必要かもしれません。過去にさかのぼって，子どもの頃の身体的，情緒的虐待への反応や慢性的抑うつについて判断する場合には，ADHDの症状と区別するのは特に困難となる可能性があります。

評価手順の概観

　包括的評価のためには一般に2回以上の面接が必要です。初回の面接では通常，現在の症状と障害に焦点を当て，病歴を振り返ることから始めます。2回目の面接でも引き続き，子どもの頃から現在までの行動的，認知的，情緒的，社会的，および家族的な機能の調査を行います。これは可能性のある診断および関連する障害にまたがる現在の症状，子どもの頃の症状を聞き出すためです。3回目の面接では，セラピストが診断の根拠を提示，説明して，治療の選択肢について話し合い，ADHDやその他の診断について心理教育を行います。

　評価を始めるにあたり患者は標準化された質問に回答するよう求められます。この質問はADHDの症状，および抑うつも含めてそのほかの併存する可能性のある疾患について，症状の頻度と重症度を判定するものです。必要に応じて，患者の同意を得たうえで近親の関係者（両親，きょうだい，友人，パートナーなど）にも類似の質問への回答を依頼します。面接ではっきりしない場合や，学習障害，認知症といったほかの認知障害が疑われる場合には，神経心理学的検査が有効なこともあります。研究目的の場合は通常，構造化された臨床面接（ADHDやその他のDSM-IV-TRの定義する障害について標準化された包括的な一連の質問をする）を厳密な形式で行い診断が正しいかどうか確認します。しかし，日常の臨床で症状がはっきりしない場合に用いるものとしては，Conners' Adult ADHD Diagnostic Interview for DSM-IV-TR（CAADID）[39]といったADHDの構造化面接が非常に有効でしょう。

臨床面接の構成要素

　効果的な臨床面接で行われる質問の領域は次の通りです（表2.1）。

来談経緯と患者情報

　来談につながった最初のきっかけやその後の経緯を見れば，重要な情報が得られる可能性があります。たとえば来談への口火を切ったのが患者の配偶者であっ

表 2.1　臨床面接の構成要素

・来談経緯	・病歴
・主訴	・物質使用・アルコール使用
・これまでの心理学的／精神医学的評価と治療歴	・その他の症状
・発達歴と学歴	・個別インタビュー（セッション中の行動や態度。心理状態も含む）
・職歴	・質問
・家族歴	・心理測定法
・対人関係歴	

た場合，夫婦間の機能不全が存在する可能性を考えなくてはなりません。

主訴

　主訴は診断の重要な鍵となります。ADHDをもつ人の典型的な主訴は後ほど記します。患者の挙げた主な問題が抑うつまたは不安に関連している場合，診断がADHDである可能性は低くなります。

これまでの心理学的／精神医学的評価と治療歴

　過去の心理学的，または神経心理学的な検査の結果が今回の評価において役立つ可能性があります。治療歴を見ることでADHDや併存症の症状の重症度，持続期間，影響を知ることができるでしょう。子どもの頃の心理学的検査や治療報告，また通知表の成績やコメントからは，子どもの頃にADHDや学習障害，その他の疾患の有無を確認することができるかもしれません。

発達歴と教育歴

　セラピストは，個人の情緒的，社会的，行動的，認知的な成長と発達について体系的に調べなくてはなりません。その人が育った家庭内の人間関係，家庭のストレス要因の時期とそれにどのように対応してきたかについてもたずねます。これらはいずれも子どもの頃の情緒的症状，行動的症状の原因を理解するために重要となる可能性があります。

　学歴には，個人の学業成績，学力調査における成績，学習スキル，および小学校や高校，大学における態度が含まれます。これらの発達段階それぞれにおけるADHDの典型的な徴候については，後ほど詳述します。

職歴

　職場での業務成績を調査することで，成人期における症状の性質，その影響について重大な情報を得ることができます。セラピストは，現在と以前の仕事では

何が求められて何ができたか，患者の自己評価と，雇用者から患者へのフィードバックとして伝えられたものの両方を詳しく聞き取らなくてはなりません。業務成績そのもの（仕事の完成のタイミング，正確さ，完成度など）と，職場での対人関係を区別すれば，不注意クラスターの症状，多動性−衝動性クラスターの症状の存在についてそれぞれわかることがあるかもしれません。これについては後に詳しく述べる通りです。転職の理由（自分から言い出したか，あるいは解雇されたのか）を知ることは有意義である場合が多くあります。前者は，成人のADHDで一般に経験される倦怠感，興味の喪失，長期的な目的意識の欠如によるものである可能性があり，後者は，主症状によって引き起こされた障害が深刻であることを示している可能性があります。

家族歴

　家族の病歴から，その患者がかかる可能性が高い疾患が明らかになります。セラピストは，患者の両親，子ども，きょうだい，甥や姪といった血縁者にADHD，学習障害，抑うつ，不安，物質使用，アルコール使用などがあるか体系的に尋ねる必要があります。

対人関係歴

　患者の子どもの頃，高校，大学，またそれ以降の社会的機能と交友関係のパターンは，鑑別診断を行い治療計画を立てるうえで重要となる可能性があります。ADHDの混合型の子どもの場合は一般に友だちを作ることは問題なくできます。なぜならこうした子どもは内に向かうことはなく社交性に富んでいるからです。しかし，友情関係を維持していくことの方は困難です。その予想不可能で押しつけがましい，あるいは攻撃的な行動が同年代の子どもを遠ざけてしまうからです。対照的にADHDの不注意優勢型の子どもは，友情関係を始めることが難しくなりやすく，したがっていじめを受ける危険性がより高くなります。前章で述べたようにADHDは成人の対人関係にマイナスの影響を与えることが多々あります。

　成人の場合，満足のいく社会的関係が欠けていることについては，社会不安障害であった，あるいは併存であったと考えるのが適切な場合があります。社会的関係の不足は，アスペルガー症候群や統合失調型パーソナリティ障害からくるものの可能性もあります。したがって，社会的関係における著しい困難が見られる場合，こうしたADHD以外の診断についても考慮すべきでしょう。

　子どもの頃に反社会的行動（嘘，盗み，いかさま，攻撃）のパターンが根強く続く場合は反抗挑戦性障害，あるいはより深刻な事例では行為障害の可能性があります。これらはいずれも，子ども一般に比較して，ADHDをもつ子どもで併存する割合が高くなります。成人期になってもそうした行動が続いている場合，

反社会性パーソナリティ障害の存在を示している可能性があります。

物質使用・アルコール使用

ADHDをもつ成人はADHDをもたない成人に対して薬物あるいはアルコールの乱用リスクが2.8倍高いことがわかっているため，アルコールおよび合法薬物・違法薬物の使用について，過去と現在にわたって質問することは重要です。

その他の症状

評価の際には，主訴だけでなく，不安，抑うつ，パーソナリティ障害の症状など，それ以外の症状に対する質問も体系的に行います。セラピストは，症状の発症の時期とその順序に注意する必要があります。たとえば整理ができない，注意力が続かない，仕事に力が入らないといった症状よりも前，または同時に抑うつがみられた場合，これらの認知的，行動的症状はADHDの症状ではなくうつ病の兆候である可能性が高くなります。一方で成人のADHDの場合，ADHDに関連した困難のために学校や職場で失敗経験を重ねた結果として抑うつが起こることは珍しくありません。不安でも同じことです。不安はそれ自体，集中する，仕事に取りかかる，注意を払う，的確に物事を行うといったことを難しくさせる可能性があります。同様に，ADHDをもつ成人は，経験から自信を喪失し，自分はできそこないなのではないか，拒絶されるのではないかという感情や恐れを抱くようになり，そのために併存症として不安障害を発症することが多くあります。

個別面接での様子

心理状態の検査の際に見つけることのできる成人のADHDに典型的な特徴について特筆しておきます。たとえば到着時間の厳守，服装（きちんとしている，身づくろいしてある），入室とあいさつの行動の社会的適確さ，話すときの速度，声の大きさ，抑揚，話の構成（本題から外れる，よくまとまっている，冗長である，不要な詳細を述べるなど）といったことがあります。また，身体的な落ち着きのなさ，不注意，ワーキングメモリが劣っている，言語的な衝動性（話に割り込むなど）の徴候に着目する機会でもあります。また，気分や不安のレベルを観察することも重要です。セラピストとのアイコンタクトや対人関係のもち方は，ADHD，アスペルガー症候群，社会不安障害の区別に関連してくることがあります。

子どもの頃の臨床歴

子どもの頃の学校や家庭における経験を把握することは重要です。この情報は，その人がADHDをもっているのかどうかを判断するうえで重要となるだけ

でなく，ADHDから派生あるいは併存する可能性がある，ほかの疾患の原因と発現を同定するうえでも重要となるでしょう。ADHDをもつ子ども（どの型でも）の両親と学校の先生による典型的な叙述は，次の通りです。

- 授業中や宿題をしているとき，不注意ですぐに気が散ってしまう。
- 力を出し切っていない，成績に浮き沈みがある。
- 努力不足。
- 人の話をきちんと聞かない。
- 口頭の指示，または書かれた指示に従わない。
- ケアレスミスが多い。
- まとまりのない言動をする。
- 宿題や教科書など忘れ物が多い。
- 課題，特に学期末の作文やレポートを最後までできない，あるいは仕上げるのが遅い。

成人の場合も同じですが，ADHDをもつ子どもは，特に自分にとって興味深い活動や楽しめる活動には，長時間といってもいいくらいの時間，集中できることがあるという点には注意が必要です。しかし，ADHDをもつ子どもがそうでない子どもと違うのは，ADHDをもつ子どもは学問やその他の課題（楽器の練習，運動競技など）で，すぐに満足感が得られたり，魅力的だったり，刺激が得られたりするわけではないものに対して集中や努力を維持していくことが困難である，という点です。

　加えてADHDの混合型の子どもには，主にその多動性－衝動性からくる次のような問題が見られます。

- 人の邪魔をする，騒がしい，攻撃的な行動。
- 学校の規則や規律にしたがわない。
- 落ち着きがなく，そわそわしている，過活動。

こうした子どもの約半数が故意に意地悪な，反抗的な，あるいは憤慨した行動パターンを示し，反抗挑戦性障害の診断が加わることになります。

　ADHDをもつ子どもは不注意優勢型と混合型のどちらの場合も，比較的成績が低く，学校を停学あるいは退学になり，特別な教育的介入が必要となる可能性が高くなります[40,99]。学校での経歴を見ていく際には，不注意と成績不振がはたしてADHDのせいなのか，それとも何らかの学習障害が原因か，あるいはその両方によるものなのかを確かめることが重要です。もしその症状がADHDによるものであるならば多岐にわたる学問的，社会的状況であらわれるのに対し，学習障害の徴候である場合はその障害の領域に関連して主にあらわれる可能性が高くなります。読み，算数，あるいはその学問的スキルが必要なその他の教科や活動などです。症状が何に起因するものか鑑別が複雑になるのはこの2つの障害が

併存するためです。ADHDをもつ子どものおよそ25％に学習障害の併存が見られるのです[71]。詳細は後に述べますが，注意，整理，記憶，読みの速度と理解など，ADHDに起因する諸問題と，学習障害のために起こる問題とを区別するためには，正式な心理学的，神経心理学的検査が必要です。過去を振り返ってその患者の子どもの頃の学問に関する問題がADHDによるものではなく学習障害に原因があったと判断される場合には，DSM-IV-TRの基準ではその成人患者はADHDをもっていないということになります。

　ADHDの症状，なかでも特に不注意と努力や動機の低下は外傷後ストレス障害（PTSD）や不安，あるいは抑うつの症状によく似ていることがあります。また，家族の機能不全，あるいは親の虐待やネグレクトに対する子どもの反応に類似していることもあります。これらを区別するためには，症状の発現の順序を評価し，育った家庭での出来事，特徴，および機能に関連して，発達という観点からそれらを考慮する，慎重な臨床歴の聴取が必要です。その際非常に重要なのは，患者の両親の精神病理と機能を，特にADHDの存在に関して考慮することです。ADHDは，遺伝性が高いからです。ADHDをもつ子どもの40％が，両親の少なくとも一方がADHDをもっています[10]。自身がADHDをもっている両親は，わが子に一貫した効果的な対応をすることが困難になることがよくあります。また，適切な感情表現や行動を行う役割モデル，時間やものごとを段取りよくまとめる役割モデルとしての役割をうまく果たすことが難しくなります。*Attentive-Deficient/Hyperactivity Disorder : A Handbook for Diagnosis and Treatment*は，現在第3版が発行されていますが[10]，子どものADHDの診断と治療に関わる専門家にとって実にすばらしい包括的な資料です。

高校と大学における学問的機能

　聡明な子どもは，ADHDがあるにもかかわらず小学校では優れた成績をあげることができ，したがってADHDが見逃されてきてしまうことがあります。また両親，とりわけ子どもに深く関わり子どもの学業を注意深く見守っている両親が，子どもに代わって「代理役」を務め，子どもが困難を抱えることになるであろう自己構築や自己モニタリング，順序立てて取り組む必要のある課題の多くを代わりに引き受けてしまうという例もあります。不注意優勢型は一般に，混合型と比べて発見されるのが遅くなります[53]。なぜなら不注意の症状はさほど明白ではなく，両親や学校の先生を煩わせることが少ないからです。以上のケースはいずれもADHDの認識が遅れます。しかし，より高等の教育へと進学する過程で，自立した活動，ペース配分，計画性，体系的な活動に対する要求が高まってくるにつれ，ADHDに関連した症状はよりはっきりしてきて支障が大きくなってきます。高校や大学ではADHDをもつ学生は，授業に時間通りに到着し，講義に

集中し，ノートを取り，学期末レポートなど，特に研究を必要とするような大きな課題を完成させるのに問題を抱えます。高校生の頃なら家庭の構造性や支援に頼るようになっていたかもしれませんが，大学生ともなるとそうしたものがなくなり，遅くまで寝ていたい，授業をサボりたい，勉強するのではなく友達と遊んでいたい，夜更かしをしたい，お酒を飲んだりドラッグを使ったりしたいという衝動に屈してしまうことがあります。Barkleyの縦断的フォローアップ研究は，ADHDをもつ青年期の若者は，ADHDをもたない同年代の若者と比べて，高校を卒業する割合が低く，大学へ進学する割合も，また修了する割合も低いことを示しています[13]。1学期が過ぎて，もしくは2学期が過ぎても単位をとれず，大学はやめて自宅に戻らざるを得なくなっているのです。

標準化された質問紙

　標準化された自己報告式の質問紙の記入は，評価に欠かせない要素です。質問紙によりセラピストは，成人一般人口と比較した現在の症状の存在と重症度を簡単・迅速に確認することができます。ADHDの症状の評価法としては不注意，衝動性，多動／落ち着きのなさを評価するConners' Adult ADHD Rating Scale（CAARS）[36]があります。記憶，組織化，その他の実行機能などのADHDに伴って起こる徴候は，Brown ADD Scales（BADDS）[31]，Behavior Rating Inventory of Executive Function-Adult Version（BRIEF-A）[64]，および最近発表された，Barkley Deficits in Executive Functioning Scale（BDEFS）[11]などを用いて評価されます。

　CAARSの長所は患者の自己評価が成人一般ではなく同じ性別，年齢層の成人の基準データと比較されることです。CAARSにはDSM-IV-TRのADHDの不注意と多動性‐衝動性の症状のサブスケールも含まれています。またCAARSには第三者が回答する質問紙があります。患者の困難のなかでも特に，患者本人よりも配偶者，家族，あるいは親しい友人などがより敏感に認識している対人機能に影響を与える症状について，そうした人に回答してもらいます。BADDS，BRIEF，BDEFSは，とりわけ実行機能に関連する症状について状況特異的にあらわれるものを明らかにします。BDEFSのほうが，実行機能の神経心理学的検査の結果よりも，ADHDをもつ成人の障害と相関性が高いことが明らかにされています[12]。ADHD症状の子どもの頃の履歴を患者本人による報告（Childhood Symptom Scale-Self-Report），あるいは両親，もしくは子どもの頃の患者を知っているほかの大人による報告（Childhood Symptom Scale-Other Report）として評価するのにも質問紙は有用です[15]。

　ここでADHDの質問紙は，成人一般人口に経験されるものと比較して，注意，衝動性，多動性，順序立てて物事を進めることが苦手，実行機能不全といった分

野における現在の困難をその患者がどの程度感じているか，患者自身の知覚を確認しているにすぎないということを強調しておくことが重要です。質問紙では，これらの困難の原因について明らかにすることは一切できないのです。実際，ある研究では，不安と抑うつがあるがADHDはないとされてきた患者がCAARSの不注意の領域でADHDと診断された患者と同等以上のスコアが出たことがあります[75]。このことは，内在化障害＊が，ADHDをもつ成人によって経験されるものと同程度の不注意，混乱，および時間管理の未熟に関連する可能性があることを示しています。したがって，これらの症状がADHDを示しているのか，ほかの障害の存在を示しているのかを判断するためにセラピストは，それらの症状の発現と順序，および特に，それらと内在化症状との関連を決定しなくてはならないのです。Beck Depression Inventory-Second Edition（BDI-II）[19]といった質問紙は併存症の存在の可能性を評価するうえで非常に有用です。

神経心理学的検査

　神経心理学的検査は，注意や衝動性の原因，もしくはそれに付随するものとして，認知的障害や学習に関する障害が存在するかどうかを判断するのに役立つかもしれません。たとえば学習障害，失読症，認知症です。また，診断がはっきりしないケースでも神経心理学的検査が有用なことがあります。そうした例では，注意／覚醒やワーキングメモリ，処理速度，対連合・物語の記憶・ワードリストの短期記憶の障害を数値で表すことができるかもしれません。これらの障害はADHDで一般的に見られるものです（ただし，必ずというわけではありません）。Wechsler Adult Intelligence Scale-Fourth Edition（WAIS-IV）は，ワーキングメモリ，処理速度，そして言語理解力と知覚推論の指標となります。言語理解の測定値と処理速度の測定値（より低い）の両者の食い違いは，子どものADHDの特徴であることが明らかにされています[77]。そしてADHDをもつ成人についてもしばしば同じことが観察されています[30]。知能に対する短期記憶の障害は，Wechsler Memory Scale（WMS）[60]の言語テスト，非言語テストを用いて同定することができます。Continuous Performance Test（CPT）は，反応に対するバイアス（衝動性の指標）だけでなく，注意（覚醒）の標準化アセスメントも提供します。Conners' CPT[35]，Integrated Visual and Auditory CPT Plus（IVA+Plus）[68]，Test of Visual Attention（TOVA）[50]など，成人の標準を付したCPTがいくつか市販されています。これらのCPTはそれぞれ，不注意による間違いと衝動性による間違いに対する相対的感受性という点，視覚的

＊訳注）AHDHの二次障害は，内在化障害と外在化障害の2つに分けることができる。内在化障害が，攻撃性が自分に向かい，自尊心が低下し，不安やうつといった症状になるのに対し，外在化障害は，攻撃性や葛藤が自分の外に向かい，攻撃性や反抗性をもった乱暴や非行などの行為障害を指す。

様式だけでなく聴覚的様式でも利用可能かどうかという点に関して異なります。ADHD をもつ成人に対して用いられる場合の CPT の長所と短所についての包括的レビューは Riccio と Reynolds[62] が行っています。Hervey と Epstein[46] は成人における ADHD を同定する際の CPT およびその他の一般的に用いられる神経心理学的測定の特異度と感度についての包括的レビューとメタ分析を行いました。これら，およびその他の最近の所見については，Wasserstein らが[92] 広く議論しています。

　検査中の反応の「スタイル」からも，主診断や併存症診断を確立する助けとなる情報が得られることがあります。正確さよりも速さを好む，詳細を見逃す傾向があるといった衝動的な反応スタイルは ADHD を示している可能性があります。対照的に，検査領域全体にわたって平均以下の成績不振が見られる反応スタイルは抑うつの存在をうかがわせます。成績を過剰に気にし，回答に自信がなく，詳細を強迫的に気にする場合は一般に不安があると考えられます。不安があると，時間を制限したパフォーマンステストはもちろんのこと，計算課題や記憶課題といった，焦点的注意と集中を必要とする課題の成績に特に支障をきたすでしょう。したがって不安によって注意の障害が起こったり，加わったりするのです。

　学習障害（LD）をもっているのか，それとも ADHD をもっているのかに関する質問が，それまでに診断を受けていない成人の評価を促すきっかけとなることはよくあります（文献 90 参照）。ADHD をもつ子どもにおいて行われた研究は，この集団において読み書きの障害の基礎率が上昇していることを示している点ではおおよそ一貫しています[72]。しかし，非言語 LD や実行機能不全などの LD のほかのタイプを認めることがはたして適切であるかどうかをめぐっては，意見の相違があります。非言語 LD と実行機能不全はいずれも ADHD に特に広く認められる可能性があります（文献 90 のレビューを参照）。現在に至るまで ADHD をもつ成人において実際どの程度学習障害が存在しているのかに着目した研究はありません。にもかかわらず，ADHD をもつ子どもと成人についての既存のデータからは，LD が非常に高い割合で併存していること，したがってもし臨床像からその可能性がうかがえる場合には LD について正式に評価すべきであることがわかります。この点から，過去の学校での失敗や，学習指導が必要だったか，授業中や標準化テストの最中に特別の便宜をはかってもらう必要があるかどうかが特に関連してきます。

　年配の患者においては，アルツハイマー型認知症による認知の障害や注意の障害と区別する必要があるかもしれません。アルツハイマー型認知症も，前頭前皮質の実行機能に影響を及ぼす疾患です。これについては通常，症状の発症年齢が重要な鍵となるでしょう。

ADHDの典型例

　ここからは臨床事例を示し，ケースフォーミュレーションと診断を目的とした臨床データの収集，統合の過程を紹介します。

　以下の事例は，次の点で「典型的」です。(1)主訴と症状がADHDの典型的なものである。(2)子どもの頃に障害となるADHDの症状が存在していたという明確な根拠が存在する。(3)現在の症状の頻度と重症度がADHDの標準化された尺度で確認できる。(4)臨床像を不明確にする，あるいは混乱させるような併存症がほとんど存在しない。(5)そのほかにも，ADHDの家族歴といった典型的な特徴が存在する。どちらの事例も個人が特定できないよう一部改変しています。

混合型：ベスの事例
来談経緯と主訴

　ベスは26歳の独身女性です。自営でDJとパーティプランナーをしています。友人の神経刺激薬を試したところプロジェクトを計画している際に非常に役立つことに気づき，評価に訪れました。

　ベスは自分の事業を計画するのに困っていると報告しました。たとえば彼女には事業計画がまったくなく，自分がいったいどのような規制や税を負うことになる可能性があるのかを考えずに自分の事業を進めていた，といった具合です。収入と支出を管理することができず，レシートや小切手帳の記録を保管しておらず，請求に対して期日通りに支払いをしません。事業に必要な，詳細な計画を立てて計画を見直したり修正したりということが難しいのです。自分のスケジュールを把握しておくための戦略（スケジュール帳など）を常に利用しているわけではないため，しばしば約束の時間に遅れたり，約束をすっかりすっぽかしてしまったりします。また，クライエントの話に注意深く耳を傾けるのに苦労することもよくあり，言われたことを忘れてしまうこともあります。会話中にすぐに気が散って，長いプレゼンテーションの最中にぼんやりしてしまうこともあります。短期記憶の問題（店に来たものの，自分が何を買いに来たのかを覚えていない，など）を報告し，簡単な一連の流れを計画する（用事で出かける，など）のに困難があります。

　また，衝動コントロールと落ち着きのなさの問題もあります。たとえばベスは遅くなったりすると（たとえば交通で）腹を立てる傾向があります。長い映画やコンサート，講義などの最中に落ち着きがなくなり，退屈して，帰りたくなります。人の話を聞いていると我慢できなくなり，口を挟みます。腹を立てると，自分が思ってもいないことを言うことがあります。突然に怒りが爆発するようなことが週に3回程度あり，怒りの矛先は主にボーイフレンドか親友です。爆発後は

非常に後悔します。

これまでの診断と治療歴

これまで診断や治療を受けたことはありません。

発達歴と教育歴

小学生の頃はおおよそ平均的な成績でしたが，学校の先生は「発揮されていない能力を多分にもっている」，「非常に賢いが怠け者である」としています。小学1年生のときにほかの生徒を弁当箱で叩いたために1週間の停学処分を受けています。そのほかにも子どもの頃にそうした攻撃のエピソードがあり，頻繁に校長室に行かされたと報告しています。「不注意の」事故を頻繁に起こしており，多くは慌てていて躓いたことが原因です。高校では，講義に集中するのに困難がありました。また，自分でも簡単だと感じている宿題でさえ最後までやり遂げることができないことがたびたびありました。授業をさぼって友人たちと一緒にいることもよくありました。大学では時間通りに講義に行くことが難しく，学期レポートや課題を仕上げるのは締め切りギリギリでした。自分の好きな科目では非常に優秀な成績を取りましたが，退屈に感じた科目ではCあるいはそれ以下でした。自分は数学が得意だったことは一度もないと言っており，現在それが彼女の事業の経理にマイナスの影響を及ぼしています。

職歴

大学卒業後，「自分が本当にやりたいこと」を探しながら，生活のためにいくつか短期の仕事をしてきました。ウェイトレス，レジ係，秘書です。秘書の職は，遅刻ばかりだったことと期限までに仕事を終えることができなかったことから解雇されました。

家族歴

非常に支援的で，固いきずなで結ばれた家族がいます。母親ときょうだいにもおそらくADHDの履歴があると思われます。このほかは家族に精神科の病歴は報告されていません。

対人関係歴

ベスは，自分が約束に時間通りに行かないために友人たちはイライラしているかもしれないと報告します。症状の社会的な影響力の割には学生時代に良い友人関係に恵まれていたようで，そのパターンは，現在まで続いています。

病歴
現在も過去にもこれといって重要な病歴はありません。

物質使用／アルコール使用
現在も過去にもアルコールや物質の過剰使用，不適切な使用はありません。

その他の症状
ベスは臨床インタビューの際に，現在抑うつはないと否定しますが，BDI スコアは 28（中程度）でした。これは自己批判，優柔不断，無価値感，エネルギー不足，早朝覚醒，自分に対する失望について中程度（「2」）と回答したためです。悲しみはあてはまりませんでした。あてはまると回答した症状（集中が困難，興味の喪失など）のなかには ADHD の症状に関連している可能性があるものもあります。

ベスは，不安に圧倒され，自分がしなければならないことすべてについて「破局的に考える」傾向があるように感じる，と報告します。税金を払えなくなり自分の事業を失うことになるのではないかと心配しているのです。

個別面接での様子
ベスは若い快活な女性で，よく人と目を合わせ，率直ではきはきと話し，人と良い関係をもっているようでした。気分正常で，喜怒哀楽に富んでいます。フィードバックセッションの最中，ADHD によって起こっている困難や苦痛について述べる際には涙ぐみました。

心理検査結果
BADDS と CAARS-Self-Report による心理測定検査の結果は，すべてのスケールにおいて（不注意と多動性 - 衝動性の症状を測定するスケールも，実行機能不全の特徴を測定するスケールも含め）高い値を示していました（平均よりも標準偏差 2 以上高い）。BADDS のトータル T スコアは，86（「ADD の可能性が高い」）でした。

要約とフォーミュレーション
現在の症状，発達歴および質問紙の結果は，すべて ADHD の混合型の明確な診断につながるものです。注意の維持，実行機能，遅れに対する耐性という点で，重大で広汎な問題が報告されています。ベスの ADHD 症状は，学問的機能に障害をもたらす結果となり，現在では事業経営と対人関係機能に関して障害と苦痛をもたらす原因となっています。最近では，圧倒され，自分は不十分であると感

じる気持ちから，不安と抑うつも経験されています。ベスの強みのひとつとして，友人や家族と親密で支援的な人間関係を維持していることが挙げられます。

推奨されること
1．ADHD症状をマネジメントするための神経刺激薬治療を試みる。
2．個人心理療法によって，支援とADHDに関する心理教育を提供し，時間の管理，計画，怒りのマネジメントに関する問題に取り組み（認知行動療法の使用が好ましい），不安と抑うつを軽減する。
3．数学における学習障害の可能性を評価するための神経心理学的検査を実施する。

解説
　ベスの事例はADHDの混合型の典型例です。ベスはそれまで障害と診断を受けてはいませんでしたが，発達歴を見てみると典型的な3症状である不注意，多動性，衝動性のすべてが，小学校で始まり，現在に至るまで続いてきたことが明らかです。不注意と整理できないことは現在ベスの事業運営の効率を大きく妨げています。多動性は，遅れに対する耐性の低さや，座業での落ち着きのなさ，怒りの爆発にあらわれています。強力な社会的支援ネットワークに恵まれているにもかかわらず，自分がなすべきことをすべてやり遂げることができないのではないかという不安はもちろんのこと，自己批判と自分に対する無価値感も報告しています。これらはすべて，ADHDをもつ成人が一般に経験するものです。女性のほうがADHDの家族歴が多く見られることが指摘されています[75]が，実際，ベスの生まれ育った家庭には，やはりADHDをもつことが疑われる家族がほかに2人います。

不注意優勢型：チャールズの事例
　不注意優勢型の特徴は，その主訴が注意の分野にあるということです。注意の分野とは，注意の集中と維持，時間の管理，整理すること，ワーキングメモリなどです。したがって主に人の話に耳を傾けること，時間通りに作業を完了させること，詳細な活動に集中することという領域に問題があらわれます。怒りのマネジメント，薬物やアルコールの過剰使用，無節操な性的活動，過度の浪費や財政的危険を冒す，衝動的決断，危険を伴うスポーツで身体的危険を冒すといった衝動のコントロール不十分からくる問題は，混合型と比べるとそれほど起こりません。

　成人においてADHDの不注意優勢型が疑われる症例を評価する際には，抑うつと不安を除外することが重要です。なぜなら抑うつと不安は不注意優勢型に典

型的な症状と非常によく似た症状を引き起こすことがあるからです。ADHDの可能性のほうが高いというためには，少なくともADHD様の症状がいくつか，子どもの頃に存在していたことを確認することが決定的に重要となります。不注意優勢型は一般に混合型よりも発症年齢が遅く[7]，多くの症例で11歳まで有意な障害は経験されません[53]。しかし多動性‒衝動性の症状が，たとえ現在の臨床像においては顕著ではない場合でも，子どもの頃には存在していた可能性があります。これについては，子どもの混合型の症例のかなりの割合が成人までに不注意型へ変わることが，近年のデータからうかがえるとおりです[24]。成人期においてADHD様の症状と内在化症状が両方とも存在する場合には，それらの相対的な発症年齢を確認することが，それらの因果関係を決定し，それにより正確な主診断，二次診断，あるいは併存症の診断と，適切で包括的な治療計画へとつなげるうえで非常に重要です。多動と落ち着きのなさがあらわれていない場合，ADHDを学習障害と区別することはいっそう難しいでしょう。このような別の診断，または併存症の診断を評価するためには，正式な検査が必要となるかもしれません。

来談経緯と主訴

　チャールズは40歳，弁護士で，妻と2人の幼い子どもと暮らしています。先延ばしにすること，仕事を最後までやり遂げること，物事に優先順位をつけること，および気を散らせるものを避けることにかかわる問題に対して支援を求めていました。ある仕事から別の仕事へと移っていくことが難しく「固着」してしまうようで，ひとつの仕事に時間をかけすぎてほかの緊急の用事を無視してしまうことがあります。また，会話に集中することができず，会議の最中に心が「どこかに行ってしまう」ことがあります。チャールズはこれらの困難が自分の仕事に与える影響について重大な苦悩を訴えており，もしADHDに関連した困難がなければ自分は仕事でもっと成功していただろうにという根強い思いもあります。

　プライベートでも，予算を立て，決断をし，期日までに支払いをするなどの金銭管理に問題を抱えています。この財政状態をめぐる現在の不安のために，金銭管理のことに取り組み始めることさえも「つらく」なっており，そしてその事実が事態をさらに悪化させているのです。これらの仕事（請求書の支払いなど）の一部は妻にふりかかり，妻はこうした余分な仕事を負担に感じています。また，妻に対してかんしゃくを起こすという問題があったことについても報告していますが，この問題については現在，薬によって改善しているようです。

これまでの診断と治療歴

　大学生の頃からの不安発作の経験を報告しています。それは何の前ぶれもな

く起こり，ひどく嫌な気分と「完全に乖離」したような感じを伴いました。発作は大学生の間にいったん軽減したのですが，30歳のときにまたぶり返しました。そのときに抑うつと強迫性障害（OCD）と診断されて，薬物療法による治療を受け，それは効果がありました。3年前に選択的セロトニン再取り込み阻害薬（SSRI）による治療を始めて以来，不安発作は起こっていません。

発達歴と教育歴

父親は内科医，母親は看護師です。小学5年生までは学校で特に困難を抱えることはなかったとチャールズは言います。小学5年生，つまり10歳のときに，より注意散漫で忘れっぽくなり，人の話に耳を傾けたり，注意を維持したり，物事を最後まで続けたり，整理したりすることに問題を抱えるようになったのだそうです。父親も通っていた私立高校で，授業中ずっと悪戦苦闘しましたが成績は平均にしか達しませんでした。「力を出し切っていない」と言われ，両親はとても残念に思い，失望しました。読解・作文と計算に影響がありましたが，調べてみるとこれらの分野でそもそも理解や処理に困難は認められないようでした。学問の苦闘とその結果としてのストレスや不安に関しては，17歳頃に最もひどくなりました。

高校を卒業後は小さな教養大学に進学しました。そこでもチャールズは，研究活動を完了すること，学問的に期待されるレベルに達することに苦労しました。しかし4年間で学士号を取得しました。最初は実業界に入りたいと思いMBA（経営学修士）を取得しましたが，ビジネスコンサルティングの仕事を2つしたところで，やりがいがなくつまらないように感じました。そこで法律へ方向転換し，夜学で学位取得を目指しました。

家族歴

息子（6歳）もADHDと診断されています。父親もADHDをもっていたのかもしれないとチャールズは考えていますが，父親は症状の評価を受けたり，治療を受けたりしたことはありません。

対人関係歴

子どもの頃はやや内気で控えめでした。しかし高校や大学では親しい友人もでき，その交友は現在まで続いています。

病歴

現在も過去もこれといって重大な病歴はありません。

物質使用・アルコール使用

現在も過去にもアルコールや物質の過剰使用，不適切な使用はありません。

その他の症状

チャールズは，仕事をちゃんとこなすことについてほとんど毎日のように心配していると言い，子どもの教育資金のために十分な収入を得ることについて重大な懸念があることを報告します。自分の懸念はこのような現状においては理にかなっていると感じています。

個別面接での様子

チャールズは身なりのきちんとした，礼儀正しい紳士のようでした。セッション中，物腰が柔らかで，人とのかかわりも決して悪くありませんでした。自分の困難を述べる際にも率直で明確でした。気分はやや抑うつ気味の様子でした。

心理検査結果

心理検査の結果は，CAARS の不注意／記憶と DSM-IV-TR 不注意スケールで高い値が見られました（平均を標準偏差［SD］2 上回っている）が，多動性や衝動性の症状を測定するスケールでは高い値は見られませんでした。BADDSでは，活性化と努力を測定するスケールが，少なくとも平均よりも 1.5 SD 上でしたが，注意，情動，および記憶を測定するスケールは高くありませんでした。WAIS-IV によるスクリーニングでは，言語性と非言語性の両方の領域でスコアが高めであることが明らかになり，全検査 IQ は 140 と出ました。

要約とフォーミュレーション

チャールズは注意の焦点を定め維持する（物事に対しても会話に対しても），効果的に時間を管理する，物事に優先順位をつける，計画を立てるといった際に困難を示していました。これらの困難は長年にわたって続いており（10 歳に発現），学業に支障を及ぼし，さらには仕事をして昇進するのに重大な犠牲を強いられ続けてきました。このことが家族の経済状態について，相当な不安と抑うつを生みました（現在は，薬によって部分的に改善しています）。さらにそのことで，請求書の支払といったことをこなすことがいっそう難しくなりました。そしてチャールズの手からあふれた仕事が妻に責任としてのしかかったことでふたりの関係に緊張が生まれました。

推奨されること

1. 神経刺激薬を試みる。メチルフェニデートと d-アンフェタミンを使用して

みて，もしいずれも効能や副作用の上で好ましくないことがわかったならば，非神経刺激薬のストラテラ（アトモキセチン）を検討します。
2. 個人療法を実施する。次の目的で認知行動テクニックを活用したもの。
   a．時間の管理と整理における効果的なセルフマネジメント技術の発展を促す。
   b．不安と抑うつに対処するための支援と認知行動介入を提供する。不安と抑うつはこの場合，一部はADHDによって生み出される困難から部分的に派生して起こったものと考えられます。

解説

チャールズの事例は不注意優勢型の典型例です。これまでも現在もチャールズの困難は本質的に不注意が主であり，混合型ではしばしば目立つ行動化が見られません。妻に対するかんしゃくのコントロールに関連する困難があった点が指摘されることも確かですが，不注意優勢型では多動性‐衝動性の領域の症状がまったくないとは限らないという例です。当初，学問での苦闘についての叙述があまりにも顕著であることから，学習障害の可能性がうかがわれました。しかし，数学や読解において特定の理解力の困難が報告されず，WAIS-ISの結果が言語領域と非言語領域の両方において優れていることから，学習障害の可能性はほとんどなくなりました。この事例の顕著な特徴は，明らかな不安と自尊心に対する攻撃です。両親や学校の先生の期待するレベルの成績が取れなかった結果，高校時代からずっとチャールズは悩んできたのです。

要約

成人のADHDのための包括的評価では，子どもの頃と成人してからのすべての領域における症状と機能的障害，加えて家族歴や標準化された自己報告式質問紙の回答を体系的にレビューします。

次章では，セラピストが本治療マニュアルで述べる治療を実施していくための詳しい「ハウツー」ガイドを紹介していきます。

第3章

成功するセラピストになる方法
―― 内容とスタイルの指針 ――

Mary V. Solanto, David J. Marks & Jeanette Wasserstein

治療マニュアルの構造と形式

　この部分は，使い勝手を考え，治療マニュアルの冒頭にも同様の内容を記載しました。この治療マニュアルは，ADHD をもつ成人に対し，時間の管理，整理，および計画性に関するスキルの発展を促すことを意図した全12セッションの治療プログラムについて，各セッションを順に解説するものです。ほとんどのセッションに「リーダーズマニュアル」と，参加者に配布する「今回のまとめ」，「ホームワーク」が収録されています。リーダーズマニュアルでは各セッションで提示し話し合う原則と方略を強調しています。マニュアルに書かれていることを台本のように読み上げるのではなく，セッションで扱う話題の概要を示すことを意図したものです。その際のわかりやすく効果的なリーダーの発言例を紹介しています。リーダーがとくに明確に伝えるべき重要な内容は**太字**で示しています。この部分は，このまま言葉通りに提示してもよいでしょう。しかし基本的にはグループのスタイルは学習内容の提示の際もホームワークの確認の時間も，ただ説明をするのではなく，その場に応じてやり取りしながら進めなくてはなりません。そうして参加者が学習内容の提示中に疑問を投げかけたり問題を提起したりできるようにし，リーダーはそれに回答し，そのセッションで取りあげる概念と方略を説明する機会として活用します。

　今回のまとめはそのセッションで学んだ内容を簡潔かつ的確にまとめ，あらためて要約，強調したものです。セッション中に伝えられなかった追加の学習内容が載っている場合もあります。セッション中に集中できず聞き逃してしまった内容を補ったり，ホームワークの準備を進めるのに役立ちます。後から読み返したり振り返ったりする貴重なツールにもなります。その回のセッションに出席でき

なかった人にも送るとよいでしょう。必須ではありませんが役に立つ，ちょっとしたコツとして，次回のセッションまでの中ほどでメンバー全員にメールを送り，モチベーションを高めてホームワークを行うよう励ますことができます。

CBT グループセッションの形式

このCBTプログラムの対象は成人6～8人のグループで，週1回，各2時間を12週以上実施します。我々は夕方6時30分から8時30分で実施しています。働いている人が仕事を終えて夕食をとってからセッションに来られるようにするためです。グループセッションの各回のアジェンダは，次のとおりです。

1．ホームワークの確認（最大1時間）
2．新しい学習内容の提示と話し合い（エクササイズと合わせて45分間）
3．エクササイズ
4．次回までのエクササイズの説明と話し合い（15分）

第5回の冒頭でも述べるように，プログラムの回数を増やして不安と抑うつを克服するための認知行動療法に関するセッションを加えることができます。治療マニュアルの最後に「時間通りに就寝・起床・出勤する」ことに関する追加モジュール（任意）も付しました。

CBT グループプログラムの参加者の選定

グループへの参加登録は，熟練のメンタルヘルスの専門家によってADHDと診断されたことがある人のみにすることを推奨します。我々のプログラムでは，我々の診断を受けたのでない場合は，その参加者の主治医による診断書もしくは主治医との直接の電話カンファレンスでの診断の確認を求めます。またグループへ参加することが有用か，適切であるかを確認するために候補者全員と個別相談も行います。

第5章で詳しく述べますが，CBTのグループ介入は一般に重篤な抑うつや自殺の可能性がある患者，境界性パーソナリティ障害の患者には適当ではありません。そうした患者の精神病理は非常に深刻なため，グループで取り組んだりモニターしたりすることができないのです。加えて，いま現在アルコール乱用や物質乱用がある患者も不適です。なぜならこれらの患者はグループセッション外で認知方略を効果的に実施したり，最終的にそれらを自分のものとしたりすることは考えにくいからです。またグループ形式というのは怒りのマネジメントにひどく

困難がある患者には適当ではないこともわかっています。なぜならそのような患者の行動は他のグループメンバーの反感を買ったり，関係を悪くしたりしてしまうことがあるからです。それでも，実行機能のセルフマネジメントの問題を呈するADHDの患者の大半はグループCBTに向いていることがわかっています。このプログラムを個人療法で行う場合については第5章で述べます。

セラピストのスタイル

　グループ療法のセッションでは次の点が重要なポイントです。第一に，プログラムは参加者の興味をつかみ，維持するものでなければなりません。セッション参加者は文字どおり注意を払うことに困難がある人たちなのです。第二に，参加者が，損なわれている実行機能のセルフマネジメント方略に徹底的に取り組み，実践的に練習し，究極的にはそれを消化吸収して自分のものとするための機会をセッションのなかで与えるものでなければなりません。最後に，参加者らとセラピストの間で相互に支援し，共有し，学習し合うことを可能にするものでなければなりません。

　最大限に効果的な治療を行うためには次のようなバックグラウンドをもつセラピストでなくてはなりません。まず何よりも，ADHDをもつ成人が毎日の生活のなかでどのような類の困難を経験するのかについて詳細な知識をもち，またその問題がどのような中核的な神経心理学的な障害に由来すると考えられるかを理解していなくてはなりません。ADHDが原因となっている生活の問題と，不安や抑うつ，および読字などの学習障害が原因の問題を区別できなければなりません。また，行動的，認知行動的原則の点から，プログラムの構成要素がいかにそれらの問題に取り組み，新しくより適応的な習慣の形成を促すかについても理解している必要があります。セラピストは，次の役割を担います。

　セラピストは熱烈なチアリーダーでなければならない。セラピストは，参加者に「変わることができる」という希望を抱かせることが大切です。そして，変化が生じたときにはプラスの変化を強化し，ぶり返しがあっても改善は続くという希望をもち続けられるようにするのです。参加者に対し成功だけでなく努力へ向けて強化すること，そして望む結果へと「徐々に接近」していく形で改善が生まれるということをセラピストと参加者の両方が認識することが重要です。

　セラピストは良い師でなければならない。臨床家は明確で生き生きとして人を引きつける魅力のあるプレゼンテーションのスタイルをもたなければなりません。巧みな演出によって参加者を励ますことが大切です。セラピストは参加者に対し，変われるということ，まずはホームワークから始め，損なわれた方略を練

習していくことで，日々の生活の活動のなかでよりいっそう快適で，満足し，自律できるようになるだろうということを直接的に，あるいは間接的に，説得することによってリードしたり，ときには熱心に勧めたりします。誘導的な質問を通して参加者を引きつけ，リードしていくソクラテス方式を用いたセミナースタイルの指導が最も効果的です。できる限り参加者の問題や経験を活用して手本や実例とします。黒板やホワイトボードを自由に使ってリストを書いたり，強調したり，概念の関係を図で示したりすれば，参加者の注意を集中させ，維持するのに役立ちます。

セラピストは一般的にいう「良いセラピスト」でなければならない。セラピーを行う際には，通常の臨床経験と感受性はもちろん必要ですが，ADHDをもつ成人とグループという場で取り組んでいく際にはとりわけそれが重要となります。セラピストは，個別形式の臨床経験が十分で，どのようなときに参加者の防衛にメスを入れたり，異議を唱えたりする介入を図るべきか，またどのようなときは待つべきか，あるいはグループ療法の場合にはいつ問題をグループに向けて，いつ別の参加者に意見を求めるかについて，よく研ぎ澄まされた臨床的直観をもっていなくてはなりません。参加者が責任をもって最善の努力をしてホームワークに取り組み学習した方略を用いることができるよう，優しくかつしっかりと，参加者を支えられなければなりません。

このようにセラピストは，不安や抑うつに取り組むために伝統的に用いられてきた成人に対する認知行動療法の経験と，成人に対する個人やグループの治療経験があるのが理想的です。ADHDをもつ成人の診断評価の経験と，この状態の神経心理学に関する実際的な知識は不可欠です。ADHDをもつ子どもの診断と治療の臨床経験は，ADHDをもっていることが子どもと家族にどのように影響するかについて洞察を得ることができる点で有用といえるでしょう。

標語の利用

ADHDをもつ成人との取り組みで苦労する点として，プログラムで学んだ方略を日常生活のなかで活用するよう促す必要があるということがあります。このためにプログラムでは前述の通り「標語」を利用します。治療マニュアルの「覚えておこう」の部分です。たとえば「スケジュール帳に書かれていないことは，存在しない」（スケジュール帳を使用しようというヒント）や「すべての物には居場所があり，すべての物がその居場所にある」（整理整頓のルールを作り，維持する方略を使おうというヒント）などがあります。標語のいう習慣がすっかり身につくまでは，これらの標語を折に触れて何度も何度も繰り返し示すことが重

表3.1 プログラムで用いられる標語

1. 「スケジュール帳に書かれていないことは，存在しない」
2. 「始められないでいるなら，最初のステップが大きすぎるのだ」
3. 「何事も優先順位にしたがって行いなさい」
4. 「始めることがいちばん難しい」
5. 「すべての物には居場所があり，すべての物がその居場所にある」
6. 「去る者は日々に疎し（見えないものは忘れさられる）」
7. 「今日しなかったことは，消えるわけではない
　　──明日になればもっと大変になるだけだ」

要です。成人に対する取り組みにしては押し付けがましいやり方に思われるかもしれませんが，これは大切なことです。これらのスキルや習慣の多くが一般に，自由に決められるもの，話し合って決めるようなものではなく，ADHDをもつ人ははっきりと特定の行動を求める意図をもった明瞭な言明を必要としているからです。用いる標語は表3.1の通りです。

　日常生活で方略を用いることを促すため，参加者が方略を用いることを思い出させるような認知的な合図やヒントを組み込んだ標語もあります。それとわかる形でヒントが入っている標語もあります。「始められないでいるなら，最初のステップが大きすぎるのだ」などです。この標語は前半で問題状況を同定し（ものごとを始めることの困難），後半で解決策を提供します（対処しやすく分解する）。同様にホームワークも方略を日常生活に取り入れやすくなるように作られています。たとえば「自動思考」に関するセッション（第5回）では，参加者は物事に対して行動を起こすのを回避している状況，または物事に向き合う際に抑うつや不安を感じている状況を同定するよう求められます。その後自分が経験している可能性がある自動思考に心のダイヤルを合わせ，不合理な言動を同定するのです。このエクササイズはうまくいけば，自分が先延ばしをしていること，あるいは不安や抑うつを感じていることに参加者が気づいたときに，同様に自分の自動思考を修正することができるようになるでしょう。

ホームワークの確認

　セッションでは毎回半分もの時間をホームワークの確認にあてます。行動を変化させ，そのまま維持できるようにするためには，ホームワークが非常に重要であることがわかっているからです。しかもホームワークにより，セラピストは各人の変化に対する障害を早い段階で同定し，取り組む機会を得ることができます。そうした障害はホームワークを行ううえでの困難として最初にあらわれることが最も多いからです。したがってセラピストは各セッションのホームワークが完了

したか，部分的に終わっているか，それともまったくできなかったか，各参加者について簡単に記録をつけていくとよいでしょう。

　ホームワークの確認の際には，いったん新しい方略（たとえば，1週間の仕事に優先順位をつけ，予定を組むなど）が導入されたら，その方略を自分自身のレパートリーに加えて実践し続けていくべきであるということを参加者に理解させるようにしなくてはなりません。そうしてセッションで導入され，ホームワークを通して実践された方略がどんどん累積されていくようになっているのです。

　参加者には，輪になって順にホームワークをやり遂げようと試みた自分の体験を語り，共有してもらいます。ホームワークをうまくやり遂げることができていた場合には，セラピストは心から称賛してその成功を強化するとともに，その前進を強調し強固なものにすることが重要です。そのためには(1)課題を完了できたときどのように感じたかをその参加者に尋ねる，(2)その参加者が（以前成功しなかった事例と比べて）今回そのタスクを成し遂げるのに成功した理由は何か尋ねる，(3)将来，同様の課題や問題に直面したときには今度はどうするかを尋ねる，といった方法をとります。

　参加者が課題を完了させるのが難しい場合，セラピストは参加者に体系的に質問をして，問題の源を確かめ，それに合わせて調節したアプローチを提案します。セラピストはその際，関連する方略（それまでにプログラムのなかで登場したもの）を思い出させ，今回の状況にそれらをどのように適用できたか話し合います。たとえば次のように質問します。「そのことをスケジュール帳に書いていましたか？」，「やろうとしていることが多すぎるのではありませんか？」「小さく分解しましたか？」「後で自分自身にご褒美を予定していましたか？」「気が散るようなものがあるところで取り組もうとしていませんでしたか？」などです。参加者がホームワークをやらなかった理由として，そのホームワークで扱うテーマの領域に自分は特に困難を抱えていないから，と述べることがあります。実際そのとおりのケースもあるでしょう。たとえば時間の管理には問題があるけれども，整理には別に支障はない，という人もいます。しかし一方で，たとえば不安や失敗に対する恐れから，その課題をしないでいいように言い訳している場合もあります。いずれにしてもセラピストは，そのプログラムにおける参加者自身の目標を立て直したり，目標に立ち返ったりするのを手助けし，その問題や必要に合わせてホームワークの内容を調整するようにします。

　ホームワークにまったく取り組んでこなかった参加者には，その理由を問う必要があります。その週の間に，何らかの危機があった，病気をした，普段とは違う負担があったなど何かしら妨げとなるような状況があったという場合にはもちろん，参加者に共感しつつも，次の週にそのホームワークの埋め合わせを試みるよう励まします。いつならうまくできそうかを一緒に考えてもいいでしょう。た

だし，ホームワークをしないことがパターン化するのを警戒する必要があります。これといった事情がないのに続けて2回ホームワークを完了できなかったという場合にはしばしば抵抗，否定，不安，抑うつの存在がうかがわれます（次章の事例で詳しく紹介します）。プログラム全体から見てもホームワークが非常に重要であることがわかっていますので（第6章参照），こうした問題はできるかぎり早く同定し，取り組むことが重要です。

抵抗や否定を抱えた参加者は，ホームワークの妥当性や有効性について率直に異議を唱えることがあります。その場合にはその人がグループに参加したときの最初の目標を一緒に振り返り，そのホームワークが目標にどのように関連しているのかを説明していくことが役立つかもしれません。参加者のいつもの行動とホームワークで示された新しいアプローチの簡単な費用対効果分析を一緒に行うことも有効です。たとえば約束の時間を忘れないようにするのに，自分の記憶に頼るのがいいのか，それともスケジュール帳を使って定期的にチェックするようにしたほうがいいかを比べるのです。

不安を抱える参加者は課題に圧倒されてしまうのではないかと恐れているかもしれませんし，さもなければ過去の失敗体験を引き合いにして課題を完了できないのではないかと恐れているのかもしれません。たとえば，これは珍しいことではありませんが，不安な参加者はスケジュール帳に課題の予定を書き入れることの恐怖を口にします。スケジュールに組み込んではっきりと約束してしまったら，それができなかったときが怖いというのです。このような場合には，行動を変えようと試みる際には不安はよくあることで，それでもその不安のなかを「押し進み」，とにかく課題をスケジュールに組み込む努力をすべきであるということを参加者に思い出させ，さらに，新しい方略を学んで活用し，課題を見事完了して成功を経験していくにつれ，その不安は徐々に小さくなっていくと安心させることが役立つでしょう。

抑うつを抱えた参加者は，意欲喪失，セリグマンが「学習性無力感」と名づけたもの[71]の犠牲になっています。これまでの経験から，自分の努力，あるいは自分自身が十分だということには決してならないだろうと学習しているのです。この気質をもつ参加者は一般にホームワークをめぐる自らの経験を述べる際，実際に達成したことで自分自身を強化するのではなく，達成しなかったことについて自分自身を批判します。こうした傾向があることに目を向けさせ，それがさらなる動機と努力をいかに蝕んでしまうかを説明するとよいでしょう。

治療プログラムの後半のセッションでは（すなわち，自動思考に関する資料を提示して以降は），参加者の思考，発言，行動がいかに「自動思考」，すなわちプログラムのなかですでに話し合った認知のゆがみを反映している可能性があるかを強調するとよいでしょう。参加者の感情や，参加者がこのフィードバックを受

け入れることができるかについてはとくに注意しなくてはなりません。しばしば，グループのメンバー間で親しい関係ができてくると，別の参加者がフィードバックを提供するようになることがあります。参加者はグループの仲間から受け取るコメントに対しては，セラピストからのコメントに比べ，あまり身構えないことが多いため，ほかのメンバーに「最初に言わせる」ことが望ましいでしょう。

　ホームワークを回避する参加者がいた場合，それを受けてセラピストは，治療プログラムの進展にとってホームワークがいかなる価値をもち，それが実証されているかをグループ全体に何度も繰り返して言うようにします。セラピストは，たとえわずかでもホームワークを完了することは，まったく何もしないよりも「千倍良い」という前提のもと，参加者に少なくともホームワークを試してみるか，一部分でもやってみるよう励ますとよいでしょう。またホームワークを完了できなかったら，恥辱から，次のセッションを休んでしまいたい気持ちになるものです。したがって，セラピストは参加者に対しそのような誘惑に負けることのないよう警告もしなくてはなりません。

　最後にもうひとつセラピストにとって重要なのは，ホームワークについての話し合いは必ず1時間以内にするということです。そのセッションの新しい内容を説明し，議論するための時間を十分に確保するためです。ADHDをもつ成人の多くはきわめて多弁で，話し合いのときに意見を言うのをなかなか抑えられないことがあります。したがって全員が参加する時間を確保するためには1人あたりに許される時間は必然的に8〜9分に制限される必要があるということを（プログラムか，もしくはセッションの）初めにはっきりと言っておくとともに，必要に応じて各参加者にも優しく思い出させるようにするとよいでしょう。特によくしゃべる参加者が何人かいる場合にはストップウォッチを使わなくてはならないかもしれません。

次回までのホームワークの説明

　セッションの最後に次のホームワークの内容を説明したら，そのホームワークにどのように取り組むか，どのような問題状況・仕事に対してそれを用いるか，およびその達成を試みる際にどのような問題が予想されるかを考えさせ，予め問題に取り組めるようにすることが重要です。

CBTと併用しての薬物療法の活用

　参加者はADHDの薬物治療を併用する形でCBTを始めることもありますし，併用せずにCBTに入ることもあります。平均して，我々のグループに参加して

いる参加者の半分ほどが薬物療法を受けています。臨床での直観としては，神経刺激薬もしくはアトモキセチンを用いた治療を並行して受けているときのほうが，セッション内容により集中して取り組むことができ，また自宅でもその方略を一貫して適用できるように思われますが，我々の予備的研究からは，これが事実であるとは明らかになっていません（第6章参照）。

要約

　ここまで，内容とスタイルの両方に関連した事柄について，CBTのグループ治療を行う方に向けたガイダンスを提供してきました。臨床活動においては症例が重要な学習の重要な手段となります。ですから次章では参加者の実例を紹介することにしましょう。グループ治療に容易に，しかもよく反応する参加者の例も，さまざまなタイプの臨床的な困難を示す参加者の例も挙げています。

第4章

治療に対する参加者の反応
―症例に合わせた治療のテーラーメイド―

Mary V. Solanto, David J. Marks, Jeanette Wasserstein & Katherine J. Mitchell

　本章で紹介するアプローチは，この構造化された治療において参加者の前進を妨げる可能性がある情緒的な障壁または認知的な障壁を，かなり早い段階で明らかにすることができます。我々はCBTのグループセッションを提供するなかで間もなく，参加者がいくつかの「タイプ」に分類できることに気が付きました。ときには1回のセッションで，あるいは2，3回のセッションで分類できることもあります。こうしたタイプに早く気づくことで，参加者の個々のニーズに合わせた介入を仕立てることができます。

　参加者の反応を知る早期の手がかりが見つかるのは，その参加者が治療の開始時点で自分の困難をどのように説明するか（ありのままに述べる，否認する，それほど問題ではないかのように言うなど），治療の有効性をどの程度信じているか，グループへの参加の度合いはどうか（恥ずかしがってあまり参加しないか，それともオープンか），リーダーや他のセラピストからのフィードバックに対する反応はどうか（防衛的か，それとも受容的か）といった点です。おそらく最もわかりやすい形で表にあらわれるのは，ホームワークに対する参加者の反応でしょう。課題に毎回，最後まで，力を入れて取り組んでいるかということです。前にも述べたように，我々の研究からは，参加者がいくつのホームワークを完全に完了させたかということが，プログラムがその参加者にとってどれほど効果をあげるかを強く予測することがわかっています。参加者がなぜプログラムに抵抗するのか，その原因を迅速に確かめることができればできるほど，セラピストは，より迅速に介入を図ることができます。介入はたとえばADHD「懐疑論者」なら否認の価値を探ることになるでしょうし，抑うつ患者なら繰り返される自己非難に焦点を当てることになるでしょう。

　本章ではいくつかの症例を紹介します。我々のグループ療法プログラムの実際の参加者から引用したものですが，プライバシー保護のために本人が特定できる

ような詳細は変更してあります。各症例では，参加者の主な困難を理解するために必要な背景のみを示しており，包括的な評価から得られたその他のデータはここには挙げません。各症例について，グループにおける参加者の治療，およびCBTプログラムという文脈のなかで推奨される目的を絞った介入を紹介します。まずは治療が成功する参加者の例を紹介し，その後ADHDの診断に懐疑的な人（否認する参加者），反抗的な参加者，意欲喪失の参加者，知性化強迫の参加者のタイプを紹介します。

治療が成功する参加者

　まだ実証研究によって明らかにされてはいないものの，我々の臨床観察のレビューからは，よく効果のあがる参加者はいくつかの共通した特徴があるようです。治療グループに積極的に参加しているという点です。セッションでもよく発言しますし，またホームワークにも誠実に取り組みます。こうした参加者は他の人を支援する一方で，グループに対して個人的に責任を負うことで利益を得るという点で相恵的対人関係に抵抗なく従事するようになることから，その意味で社会的に反応が良いといえるでしょう。こうした参加者はおそらく治療グループ以外でも良い社会的支援システムに恵まれていることが多いのかもしれません。不安や抑うつが併存している割合は必ずしも低くはありませんが，十分な動機と自我の強さをもっており，行動の変化というリスクを冒すことができます。すなわち「いつでも変化する準備ができている」段階にすでに到達しているのです[59]。またADHDに伴って重大なLDをもたないことが多く，したがって日常生活で方略を実践することを妨げる認知的な障壁をそれほど経験しません。

症例：ロン
主訴

　ロンは38歳，既婚のコンピュータセールスマンです。注意の問題（会話の途中でうわの空になるなど），むらがあり一貫して努力することができない（計画を実現まで見届けることが困難であるなど），忘れっぽい（たびたび人との約束や仕事を忘れる，私物をなくすなど），遅延（たびたび仕事に遅刻するなど）の診断と治療のために訪れました。これらがすべて合わさって職業的機能や個人的な人間関係について数多くの点で問題をもたらしてきていました。最初のインタビューで気になった点は，落ち着きがないこと，セラピストの話にたびたび口を挟むことでした。いつも運転スピードが速く（時速120キロほど），そのせいでこれまでに6回スピード違反の切符を切られています。

背景／経歴

　小学校での生活，その他多くの場面で起こった問題が，範囲も程度もそのまま現在まで続いてきています。学校の先生からいつも「注意を払いなさい！」と言われていたことを覚えています。また通知表には十分な努力をしておらず，能力を発揮しきっていないというコメントがあったと言います。数学と科学がよくできる傾向があり，本人にとっても楽でしたが，社会，国語，とりわけ作文は「大嫌い」でした。授業中に「ふざけている」としばしば叱られました。いたずら好きな傾向はありましたが，学校の先生たちの「受けがよく」，重大なトラブルにはなりませんでした。両親，とくに数学の教授である父親は，ロンの成績がほとんどBかCで，Aが2，3しかなかったことに落胆しました。息子はオールAを取ってしかるべきだと感じていたのです。高校では陸上競技で抜きん出た才能を発揮しました。ロンはこのことが自分を「救ってくれた」と感じています。陸上のコーチと数学の先生が支援し，関心を寄せてくれたおかげで彼は「自分自身を信じ続ける」ことができ，最終的には3.0 GPA*で高校を修了することができました。

　大学ではたちまち「圧倒された」気持ちになりました。親の命令と監督から開放されて自由を謳歌し，勉学よりもパーティに多くの時間を費やし，ドラッグとアルコールにも手を出し始めました。成績はお粗末でした。前期の終わりには仮及第になってしまいました。なんとか平均Cまで成績を引き上げました。やるべきことをぐずぐず先延ばしにし，授業にも出たり出なかったり，宿題はというと最後まで完成しなかったりいいかげんにごまかしたりといった問題が続いていましたが，それでもビジネス専攻を4年間で卒業しました。大学卒業後は1年間外国を旅し，そこに住んだりしました。そして帰国するとすぐに，ビジネス経営の初心者向けの仕事を転々としたものの，たいてい1年ももたず，結局叔父の経営するコンピュータ販売業で現在の仕事に就くに至ったのです。

　評価の時点でロンはひどい意欲喪失と失敗感（Beck Depression Inventoryで25）を報告しました。大学時代の仲間が集まるときには「皆，自分の人生で何かを成し遂げているのに，自分はそうではないから」と考え，気おくれしています。

　ロンは20代のときから，抑うつと不安の治療として薬物療法（SSRI）と心理療法を断続的に受けてきました。加えて，結婚して8年になる妻とともに夫婦セラピーも続けています。夫婦療法は妻がロンの浮気を発見して，離婚だと脅してから受けるようになりました。妻はロンがずっとアルコールの飲みすぎで，飲むといつもかんしゃくを起こすことにも煩わされてきました。セラピーのなかで，ロンは自分のアルコール利用がつらい感情を寄せつけないようにしておくためのセルフメディケーションのひとつの形であることを自覚するようになり，ここ6

---

*訳注）grade point average　米国において一般的に行われている学生の成績評価方法の一種。合格した成績の評定をS，A，B，Cの4段階で行い，成績を平均化したもの。

カ月間はアルコールの使用を控えることができています。

診断

　ADHD 混合型，気分変調性障害，全般性不安障害，過去のアルコール依存と診断されました。グループ療法を開始する6カ月前から OROS メチルフェニデートによる治療を始めました。投薬を受けていると新聞や仕事の書類をより長い時間読んでいられるとロンは報告しました。また，あまり衝動的でなくなり，より辛抱強くなったという点にも言及しています。運転中にスピードを出したいという気持ちに駆られることが減り，妻に対してかんしゃくを起こしそうになることも減ったといいます。しかし，仕事は遅刻が続いていますし，時間の管理，私物の管理についてはまだうまくできていませんでした。

グループ治療の経過

　最初のセッション中，ロンは「先の見込みのない」仕事にとことん退屈していてやりがいを感じないと打ち明けました。彼は，MBA を取得するために大学院へ行きたいという願望を述べたものの，大学で経験したのと同じ困難に遭遇することを恐れていました。最終的には「仕事や夫婦生活においてずっとつきまとってきた困難を理解したい」と望んでいました。具体的な治療目標を求められると，「自分のフォーカスを見つけ」，自分がそれまで近づくことに抵抗してきた事柄をためらいなくやってのけられるようになりたいという願望を表明しました。第2回セッションでは，治療で渡されるプリントを整理するために三穴式バインダーを入手し，最初のエクササイズを意図された通りに完了させることができたと言いました。エクササイズは比較的単純で，これといって難解なこともなかったから，ということでした。その後，時間の予測と日誌への記録はひどく窮屈で押しつけがましいと感じたものの，時間の管理が改善されたことに関連した価値・利益を理解するようにもなりました。第2回のホームワークは何らかの仕事のスケジュールを立て，完了させるというものでした。ロンはクライエントの保険見積りに取り組むことにしました。その仕事に1時間半を割り当てましたが，予想していなかった邪魔が入って気が散り（電話が鳴るなど），結局時間がが長引いてしまいました。それにもかかわらずロンはやり通し，仕事を最後まで完了させました。リーダーは仕事がたまっていってどんどん翌日に持ち越されてしまうのではないかというロンの心配に対して，ロンや他の参加者たちに，自分の力を思うように発揮できないことについて考えさせ，自分にとって快適な度合いに徐々に合わせて取り組んでいけばよいことを伝えました。

　優先順位をつけるエクササイズがうまくいき，続いてこれまで先延ばしの傾向を引き起こしたり悪化させたりしてきた不安の感情（仕事の期限に遅れてしまう

ことについての不安など）と効果的につながれるようになりました。これに関連する自動思考を同定し（「この仕事は金曜日からあるのに，まだ始めていない……自分はこの仕事をやり遂げることはないだろう」），自分の不合理な認知が正しいことを裏づける証拠を何も同定できないことに気づきました。ポジティブな視覚化技法を用いるエクササイズでは，ロンは今度の休暇旅行のために飛行機の便，ホテル，レンタカー，鉄道チケットをきちんと前もって予約することに成功し，具体的な思い出す手がかり（旅行の行き先の写真など）をもつことがエクササイズを成功させる助けとなることに気づきました。

　身の回りを整理整頓するための具体的なテクニックを学んだときには，何年も整理していなかった自宅の仕事机に取りかかりました。ロンはこの課題を行う際，妻に手助けを頼みました。妻に助けてもらい，やっかいな取り散らかしを整理することができました。机の上をいくつかの部分に分けて左から右へ進める予定を立てていましたが，いったん始めてみると全体を掃除しなければならないように感じ，そうこうしながら多数のファイルを作って，分類しました。2時間半かけてこのエクササイズを行い，大きな満足感を得て，このスペースはこれからも整理整頓しておく自信があると言いました。

　次のスペース（ファイルを入れておく引き出し）の整理整頓に成功した後，ロンは未決箱**に物がたまっていくのを防ぐために，なかの物を週に1回出して処理する計画を立てました。あちこちのスペースをきちんと保つことができるようになり，さまざまな整理整頓の課題をやり遂げることが達成感をもたらしてくれることに気付きました。

　プログラムの最後に，ロンは長い間先延ばしにしていた計画の流れを図にしました。CDのコレクションを整理するというものでした。計画通りとはいかなかったものの，それをやり遂げ，満足し，やり遂げた証拠としてCDコレクションの写真を提出しました。

　グループプログラム終了後のフォローアップセッションで，ロンは自分が着実に進歩していることを報告しました。仕事に遅刻することもめったになくなり，この1カ月間携帯電話や鍵をなくすこともありませんでした。しかもガレージをきれいに片づけるという長く据え置きにしてきた仕事も完了したのです。これには妻がたいへん喜びました。また地元の高校の夜間外国語課程に入学しました。長い間やりたいと思ってきたことでした。自分の能力についても自信をもつことができるようになって，MBA取得プログラムについて調べ始めており，秋には申し込みたいと考えています。

**　訳注）治療マニュアル 第7回を参照

フォーミュレーション

　比較的深刻なADHD症状を抱えて，障害は長期にわたって続いてきており，さらにアルコール依存，不安，抑うつという重大な併存症の履歴があるにもかかわらず，ロンは人生におけるこの転機に変わろうという十分な動機づけをもっていました。そのおかげでADHDを克服するための取り組みの過程に耐えるだけの重要なエネルギーをもつことができたのです。ロンは高校生のころに学校の先生やコーチの助けを得たときと同じように，リーダーと他の参加者の助けを生かし，ホームワークが困難なものだとわかったときにも努力を続けることができました。ネガティブな自動思考に関するセッションは自己非難と戦うのに役立ちました。自分の達成したことから本物のプライドと喜びを経験し，それが努力の持続を維持し，成果を確固たるものとするのに役立ったのです。

ADHDに懐疑的な人（否認する参加者）

　ADHDに懐疑的な人は，自分がADHDをもっていることを完全には受け入れていません。ADHDというものが存在しているとさえ認めていないかもしれません。抑うつ傾向のために，脆弱な自己評価を守ろうとして否認し続けていることもあります。なかには診断をめぐって迷いを抱えたままにグループ治療に参加する人もいます。多くの場合，グループの他の参加者との一体感や参加者からの支援が助けとなり，ADHDに関する心理教育も相まって，否認を克服し，困難に積極的に対処していけるようになります。なかにはこれから紹介する例のように，最初の治療プログラムではそうした移行ができず，もっと後で，変化への用意が整ってからまた参加したほうがよいかもしれない参加者もいます。

症例：レジーナ
主訴

　レジーナは28歳，未婚，文科系大学院生です。じっと落ち着いていることができない（コンピュータに向かって研究に取り組んでいると1日に15～25回立ち上がらずにはいられないなど），気が散る（本を読んでいるときに集中を維持するのに悪戦苦闘するなど），時間の管理が困難（非常に困った結果になるといった脅威がないことには物事を始めることができない）といった悩みを抱えてプログラムに参加しました。またきちんとしているかと思うと無秩序に混乱するというように振れ幅があることや，たびたび所持品を置き忘れるといったこともありました。

　加えて自分は衝動的で，批評的であると言い，あまりにも性急に，悪意があると解釈されかねない仕方で情報を漏らしてしまう状況があることを認めました。

最後に会話の最中に話が本題からそれていってしまうことを認めました。これは，個別面接の最中にも観察されたパターンです。

レジーナは，仕事でもプライベートでも，取り組みにむらがあるのは，「いつもすごく落ち込んでいるか，なんとなく憂うつだから」と言いました。現在は違いますが，以前自殺念慮も含め，抑うつのエピソードを経験していました。レジーナは自分自身について「風変わり，よそ者，外から皆を眺めている」と言いました。

背景／経歴

レジーナは，子どもの頃に ADHD と診断されていました。しかし公認看護師だった母親が薬物治療に頑なに反対し，長年にわたりこの障害の妥当性に異議を唱え，薬物治療に異を唱える本をレジーナに読ませ続けました。

23歳のときにボーイフレンドと別れてから，ソーシャルワーカーの個人カウンセリングを求めました。しかしその治療は4～5回だけで，その後継続されなかったといいます。最近では，評価の4カ月前に抑うつの薬物治療を行いました。ストラテラと Wellbutrin も試しましたがどちらもよくない副作用を引き起こし，治療上有益とは考えられませんでした。現在の評価の時点ではごく少量のリタリン（必要に応じ 5mg）による治療を受けていました。報告によれば，レジーナが「より多くの情報を消費」するのにリタリンは役立ったとされていますが，動悸と狭心症を引き起こしたともされています。

診断

評価の結果次のように診断されました。ADHD 混合型，大うつ病性障害（部分寛解），特定不能の不安障害（現在）。

グループ治療の経過

レジーナは第1回のグループセッションで ADHD の診断の妥当性に関して懐疑的な気持ちであることを認め，自分の問題は誰もがある程度は経験しているものであり，自分自身の場合問題が起こるのは日常のありふれた仕事や本質的にやりがいがないことに限定されていると言いました。グループにおける支援の経験や，時間の管理，整理，計画性の領域での困難に取り組むための方略を獲得する機会を積極的に受け入れました。その他の点ではレジーナは親しみやすく人を引き付けるユーモアのセンスを披露しました。

第2回セッションでは，自分が意図していたよりも1日早くホームワークを完了したことを述べ，さらにそれを「たいしたことではない」と言いました。しかし，厳格な予定表や期限を与えられれば自分がタスクを完了できることに言及し，依然として ADHD について懐疑を抱き続けていました。第2回のホームワークの

課題は，スケジュールに組み込んでいながら，実行しませんでした。そうすることで，随伴性自己強化によって課題の完了が促進される可能性があるというプログラムの内容に対して抵抗してみせたのです。報酬が必要だというのは子どもじみていると言い，自分は他の多くの人と同じで，期限直前になれば課題を完了できるだろうと言いました。この時点でセラピストはレジーナに，完了すべき日の直前までその活動を先延ばしにするといったいどのような落とし穴があるか心に思い描いてみるよう促しました（たとえば，思いがけない邪魔が入った，課題を完了するのに必要になることの予測が外れた，プレッシャーがあるなかで課題を完了させるストレス，など）。グループが進行していくにつれて，自分が具体的な期限がないとある種の活動を始めることができないということの意味について繰り返し述べながら，同時にそれを軽視してもいました。プログラムのなかで後に，自分が物事を始められないことにつながっていると考えられる要因をさぐっていくなかで，レジーナはある種の自動思考（「すべき」思考，全か無か思考など）が課題を開始するにあたっての最も手ごわい障害となる傾向があると言いました。

時間の管理のエクササイズに対する取り組みとは対照的に，身の回りの整理整頓と維持についてはおおむねうまくできました。第10回セッションの前にグループのリーダーに連絡し，仕事の都合で参加を続けるのが難しいと述べ，それ以降セッションに参加しませんでした。

フォーミュレーション

レジーナは診断の妥当性を受け入れる気持ちになれず，そのせいでグループの過程に積極的に関わるのを避けたようでした（たとえば仲間のメンバーに対して建設的なコメントやフィードバックをしない傾向がありました）。ホームワークを完了させるためにときには十分な努力をしたにもかかわらず，自分の成果を無下に退けることが頻繁にあり，たいていは不満気な，いくぶん気のない様子で自分の経験を述べました。これは重大なことですが，レジーナはいくつかの認知のゆがみを同定しており，それは先延ばし／回避において情緒的要因が果たす役割を浮き彫りにしています。レジーナがグループプログラムを完了することができなかったことは，時間を管理し，コミットメントを最後まで続けていくことをめぐる困難を物語っているといえるかもしれません。しかし，レジーナが自分の診断を完全に受け入れることがなく，それゆえにプログラムの治療的介入を優先しなかったという可能性も高いように思われます。

推奨される治療的介入

レジーナのようなクライエントに対しては，プログラムの早期に懐疑的な信念

と態度に向き合うことに特化した取り組みを行うことで，変化のための心構えを整えるようにするとよいでしょう。このような人に対しては特に，このまま抵抗を続ける場合と，抵抗をやめる場合の価値についてプログラムのなかで早々に質問をするとよいかもしれません。クライエントによっては，グループ治療を受ける準備の段階で，個人心理療法の期間中にこのプロセスを進めていく必要があるでしょう。

反抗的な参加者

　反抗的な参加者には，自分がADHDをもっているという概念に対して抵抗している参加者と，自分は変わることができる，改善するという可能性に対して抵抗している参加者がいます。反抗的な参加者にはADHDに懐疑的な人に見られるのと同様の特徴がありますが，反抗的な参加者のほうが防衛のための砦は強固です。診断に対して疑問を呈し続ける参加者は，自分は課題を完了できるはず，集中できるはず，整理整頓を維持できるはず，といった信念を抱いていることが多くあります。この信念は一般に両親に関する子ども時代の経験に根付いています。両親が過度に教訓的であった，あるいは批評的であった可能性があります。子どもの頃の困難は，そもそも本人には完全にコントロールするなど無理な状況のあらわれであったにもかかわらず，両親はそのことを認識できなかったのです。この信念が大人になってなお根強く続いているせいで，自分は是が非でも自己を完全にコントロールする必要があり，完全であることは可能であると信じ続けるのです。その信念の裏側にはしばしば無力感と，もし変わろうと挑戦してうまくいかなかったらという失敗に対する恐怖があります。反抗的な参加者はプログラムの早い段階で，セラピーやセラピストの能力を誹謗し始めることがあります。たいていはなぜ自分はそのプログラムが自分にとって有効に作用しないであろうと確信するのか，その理由を詳しく説明します。ホームワークを完了するのを避けることで同時に，またひとつ失敗を経験する可能性を避けることができ，セラピーは効果がないというアプリオリな信念を確信するのです。次の症例からもわかるように，反抗的な参加者はまた，より深刻な自分自身の問題に向き合う必要を避ける盾として自分のADHD症状に「しがみつこうと」していることもあります。

症例：クレイグ
主訴
　クレイグは40歳，既婚のエンジニアです。「私生活はめちゃくちゃ」だと言い，整理できないことに困っていると訴えます。家庭内のありふれた日常の雑務，財

産の管理，仕事で報告書などの事務仕事を完了させるといった日々すべきことに「圧倒」されています。

背景／経歴

ものごとの完了と整理に関する問題は，小学3年生のときに始まっていました。クレイグはその頃のことを，とくに作文と暗記に困難があったと記憶しています。その問題は高校までずっと続きました。大学1年生のとき，読まなければならないもののあまりの多さに「圧倒された」気持ちがしたことを覚えています。大学ではずっと試験の準備期間のたびに大きな不安を経験し，そのために学期末ごとに2〜3週間，抗不安薬を服用しました。期限内に学期課題を完了させることができず，そのために多数の「不可」を取って卒業が1年半遅れました。

診断

評価の結果，ADHD不注意優勢型と診断されました。

グループ治療の経過

開始早々から，このプログラムは自分には効果がないだろうとはっきりと口に出したりそれとなくほのめかしたりし，リーダーに率直に，かつ頻繁に，異議を唱えました。たとえばホームワークで提示された課題を行うことに抵抗し，ADHDをもっている自分は課題を首尾よく完了させることなど決してできないだろうと言いました。しかも，我々セラピストがADHDの性質を理解していない，あるいは無能であると言わんばかりに，ADHDをもつ人がその課題を行うのが困難である理由を詳細に語ったのです。クレイグは，自分がこれまで数十年にわたって試みてきて効果がないことがわかったたくさんのアプローチについて詳しく説明しました。「過去において自分に役立ったものは何もなかったのだから，これからも何もないだろう」という態度をとっていたのです。

次のセッションでは修理や請求書の支払いといった家庭内の雑務を完了させるのに困難があることを打ち明けました。これらの仕事は特に困難で不安をかき立てるものに感じられ，そのせいで支払いの期限が切れるまで先延ばしにしていたのです。クレイグはこういった仕事をするのに本来かかるはずの時間の何倍もの時間がかかってしまうのは，そのために必要なものがないからだと述べました。そうした障害物にいら立っていました。途中のステップを完了させるのを忘れてしまうか，さもなければ完了できないせいで勢いをそがれてしまうのです。最終的に完了できたときにはほっとすること，その気持ちによって強化されることを認めました。しかし，実際時間通りに完了できたとしても，「目的がなく，あてどなくさまよっているように」感じ，自分はいったい次に何をしたらいいのだろ

うかと疑問に思うだろうと信じていました。自分自身を積極的にほめようという気持ちにはならず，そうではなく「とにかくこのくらいできて当たり前だ」と考えるのでした。リーダーは，このような自己を強化することの困難と自己批判的な傾向が進展の妨げとなり，根強い意欲喪失の原因となっていることに目を向けさせました。

　クレイグはプログラムの中間点までホームワークは「意味がない」と言い続けました。たとえばひとつのスケジュール帳を使い続けることはどうしても約束できないと言います。なぜなら自分はADHDをもっているのだから，常に刺激と変化を求めている必要があり，すなわちスケジュール帳の使い方も変わり続けなくてはならないというのです。彼の言うことには否定主義で自滅的な思考があらわれているとリーダーや他の参加者が指摘したときでさえ，こうした考えになおも固執しているようでした。スケジュール帳に週末にすべきことをリストアップし，優先順位をつけて，予定を組むというホームワークを完了させようと試み，部分的に成功しました。次のセッションで成功したのはすべきことのリストを作ることだけだったと報告し，リストアップしたことの予定を組もうとしたとき「圧倒され，混乱した」気持ちに駆られたことを話しました。そして部分的にしろ進歩したことに対して支援と強化を受けました。第7回セッションの後，ホームワークにまったく取り組まなくなったようでした。自分にとってエクササイズは「手が出ないもの」で「時間の浪費」だと不満を言いました。この時を皮切りにセッションに遅刻するようにもなり，出席の回数も減ったうえ，しばしば下を向いて関係のないことやいたずら書きをしているのが見られました。そうなってからのセッションで，物事に優先順位をつけ，決断を下すことにおける自分の困難について，比較的多くを打ち明けたことがありました。自分が決断を遅らせるのは，決断をしてしまったら，その後目標がなくなり，次に何をしたらいいのか困ってしまうだろうからだと信じていました。この発言からは，自己強化に気のりしないという先の発言のときと同様，潜在的な抑うつと自己不全感を経験しており，それをでたらめで熱狂的な活動を永続させることで寄せつけないようにしていることがうかがわれました。変化へ向けて踏み出すこと，あるいは新しい方略を試すことに対する頑なな抵抗は，クレイグが自分の症状を維持することに無意識に強く注力していることを示唆しています。プログラムの最後にクレイグは「過去にこれほど何度も何度も試してきて失敗に終わった」ことから，今まで何らの前進もできなかったことに絶望しました。

フォーミュレーション

　クレイグはホームワークを完了させることに困難があり，自分はきっと失敗するとはっきりと表現していました。これが変化に対する強力な抵抗を早期に知る

手がかりとなりました。彼の虚弱な自我は自分自身の期待や他者の期待に沿えないときにいとも簡単に傷ついてしまうことから，これらの期待を始めからすっぱ抜き，その正体を暴露してしまったほうが，ずっと辛さも少なくてすむのでした。これらの問題に対して，彼の期待と予測が自滅的で意欲をくじいていることに着目し，介入を行っていきました。このタイプの介入では，リーダーと他の参加者の両方から効果的に伝えることで，失敗に対する恐怖と変化に対する抵抗を克服できることが多くありますが，クレイグの場合にはそれでは不十分でした。この症例でリーダーにとってさらに難しくなったのは，クレイグが自分の困難に対する非難を，これらの「不可能な」課題を彼に期待し，最終的には彼の言い訳を論破しようとしている他者（リーダーも含めて）と共有することを求めていた，ということです。

クレイグはほとんど進歩がなく，よりよいセルフマネジメントスキルを身に着けることができなかったのは明らかですが，それでも根強い混乱が覆い隠してきた潜在的な抑うつの感情にいくらか気付くことができたようです。クレイグは，もし自分が実際にこれらの困難に真剣に取り組んでしまったら，心の中の空虚感，不全感と向き合わなければならなくなるだろうということに，あるレベルで気づいていたのです。これらの問題に対しては，まず個人心理療法で取り組む必要があります。そうしてからでないと，クレイグは自分のADHDの認知的・行動的な症状に対する取り組みで真の進歩をすることはできないであろう，ということが明らかになりました。

一般的に，クレイグのような参加者がいると，リーダーは欲求不満や怒りを感じるものです。なぜならこうした参加者の発言は攻撃的に感じられるからです。たとえばリーダーは有能でないと暗にほのめかす発言があります。また，助けを拒絶し，リーダーが最善の努力をしてもそれを受け流してしまいます。この種の参加者に対して辛抱強く支援的であることは，きわめて困難となることがあります。

推奨される治療的介入

グループの場でリーダーはまず最初に，その参加者がホームワークを完了できない理由を引き出すとよいでしょう。反抗的な参加者・抵抗する参加者の場合はおそらく，「ホームワークは役に立たない」という信念を引き出すことになります。グループセッションを進めていくなかで適宜，こうした信念の基盤になっている認知の歪み（先読みの誤りなど）を，次のような言葉を用いて明らかにすることができます。

「これまでにご自分に有効に作用したものは何もなかったから，これからも

ずっと何もないだろうとおっしゃっているようですね」
「『これまで自分はずっとこうだったのだから，これからも常にこのままだろう』とおっしゃっているようですね」
「これまでに実際に試してみたことがなく，うまくいかないだろうと決めてかかっていらっしゃるようです」

　グループの場で親交が深まっていき参加者が居心地よく感じるようになるにつれて，参加者の変化に対する恐怖を明らかにし始める機会，つまり参加者がいったい何から身を守ろうとしているのかを同定する機会をもてるかもしれません。そのためには「もしあなたがこれらの問題を抱えていなかったら，あなたの生活はどのように違っていたのでしょうね」といった自由回答式の質問を投げかけます。しかし，これらの困難に対しては，個人心理療法のなかで取り組まなくてはならない可能性が高いでしょう。

意欲喪失の参加者

　意欲喪失，つまり抑うつ状態にある参加者は「行き詰まって」います。このような参加者は本人の目標に向けてほとんど進んでいないことに不満を言い，またそのようなことは決してできないと諦めています。自分自身に腹を立て，欲求不満に陥る傾向があります。達成したことについても，たいしたことはないと軽視します。そして不全感と自己批判を頻繁に口にします。抑うつの参加者，意欲喪失の参加者は一見この治療プログラムに向いているように見えるかもしれません。次に紹介する症例のように，このような参加者はホームワークを従順に実行しているように見えますが，容易に果たせるけれども達成感を与えてくれる課題を選び，その一方で非常に重要でありながら自我を脅かす問題や課題に取り組むことを避けているのです。

症例：ローラ
主訴

　ローラは40歳，フリーランスのジャーナリストで結婚歴はありません。焦点的注意，「時間と書類の管理」，計画性，および整理に対して困難を感じていました。30歳のときにジャーナリズムの修士号を取得して以来，新聞に関連するフルタイムの仕事に就いてきましたが，この3年間正規雇用にはなっていません。フリーランスの収入では足りません。自宅が散らかって片付いていないため，自宅に人を呼ぶのは気が進みません。それよりも社会生活に害を及ぼしているのは，能率の悪さです。そのせいで有意義な人間関係を深めるための時間がほとんど残らな

いのです。ローラはしばしば孤独に感じ，自分の将来を心配しています。自分の生活に進歩がないことに慢性的な欲求不満を感じています。

背景／経歴

ローラは実父母のもとでひとりっ子として育ちました。父親は優れた弁護士で，母親は専業主婦です。両親はローラがクラスでトップでないと努力を批判することがしばしばありました。競争の激しい私立の学校に通っていましたが，そこでの成績はおおむね平均か平均より少し上でした。早くも2年生にして授業中に話を聞いていることに困難を抱え，教室中をふらふらと歩きまわったり，出し抜けに回答を口に出してしまったり，おしゃべりをしすぎたりする傾向がありました。また，新しいことを学んでいるとすぐに疲れてしまいました。物を失くし，たびたびケアレスミスをしました。両親から入手した学校の通知表では，子どもの頃のこうした困難が強調されていました。

大学とジャーナリズムの大学院では講義を聴いたり授業ノートを取ったりするのに苦労しました。講義をいつもテープに録音することでこれを補いました。後に新聞関係の報道の職を2度解雇されました。理由は，締め切りに間に合わなかったことと，記事がきちんと編集されていないことがしばしばあったことです。自分の専門とする分野で正規雇用の職を見つけようと断続的ながらも努力をしてきましたがうまくいかず，自分の能力と将来の見通しに意気消沈するようになりました。

診断

評価の結果，ADHD混合型と気分変調症と診断されました。ADHDと抑うつの治療のために薬物療法の診察を受けるよう勧められましたが，自分は薬物治療全般に反対だと断りました。

グループ治療の経過

第1回セッションで，ローラは身体的にいかにも疲れている様子で，生活と仕事において「停滞している」ように感じると述べました。3年前とまったく何も変わっていないと不満を言いました。当時から失業中なのです。ほかの参加者はローラの悩みに対して共感的でした。これは適切な共感でした。希望をもち，別の情報手段から探してみるようローラを励ましました。プログラムのなかでローラ自身の定めた目標は，自宅を整理整頓し，散らかっているものを片付け，職探しなどの難解な課題を対処しやすく分解することでした。

グループプログラムが4分の1ほど進んでいく間，ローラはなかなかうまくいかないために欲求不満でイライラしていると繰り返し述べました。to-doリスト

にはもう何カ月もそのままになっている項目がいくつかあり，その項目を翌月のto-doリストに繰り越すたびに，達成できなかったことを思い出さなくてはならず，それ以外にはほとんど何の効果もないと不平を言いました。さらに詳しく尋ねたところ，ローラは仕事に必要な時間を少なめに見積もっており，毎日あまりにも多くのことを達成しようとしていることが明らかになりました。何かがっかりするような思いをするとますます仕事のスピードが遅くなり，簡単な仕事にばかりこだわってほとんどの時間をそれに費やしていました。Eメールに返信するといった仕事はすぐに報酬（達成感を与えてくれるなど）が得られますが，それに時間をとられて職探しに必要な長期の予定や計画の遂行のための時間がほとんど残っていませんでした。

　自動思考を記録するホームワークからは，「私はのろまだ」，「私は何も理解できない」といった思考が引き出されました。Eメールに返信がないと，相手を怒らせてしまったのではないか，あるいは自分は相手の時間や関心に値しないのだ，と思いこんでしまうことにも気づきました。自分の考えに歪みがある可能性を認め，「過小評価」，「心の読みすぎ」といった歪みを同定しました。しかし，ローラはこれらの思考に即座に反論して挑戦するのですが，それは表面的なようでした。というのもローラは終始，かすかな微笑みを湛えたまま感情を取り乱すことがありませんでした。自分の過去の実績を見ればネガティブな自己評価が妥当であることがわかると述べ，他の人がこれらの信念に異議を唱えても，ただ微笑みを浮かべてうなずくだけでした。仕事が遅く自制が足りないといった自覚しているできていないところを強調して，相変わらず自分の達成を過小評価し続けたのです。

　プログラムが後半に入り，自宅の仕事部屋の整理整頓ではいくらか成果をあげました。3つのエリアに分けて体系的に整理整頓に取り組みました。一方職探しはというと非常に多くの障害を呈しました。話し合っていくと，もしフルタイムのジャーナリストとしての仕事を得たとしても，はたしてやっていけるのかどうかについてかなりの不安があることが明らかになりました。最後の「計画」の課題では，職探しをいくつかの部分に分解することを手助けしました。そのなかで，ジャーナリズムのどの領域が最も力を発揮できるかということや，職探しを続けていくことについて抱いている感情を探究していきました。ローラはこの課題に取り組むことについて非常に相反する気持ちを抱いており，それを「精神的に負担」だと述べました。プログラム終了時までに，最後の課題がほとんど進んでいませんでした。課題に取り組むことを避け，現在契約社員としての仕事をしているから，課題に取り組むための時間もエネルギーもほとんど残っていない，と不満を訴えました。

フォーミュレーション

ローラはADHDと抑うつという自分の診断を観念的には理解しましたが，グループへの参加を有効に利用してネガティブな感情を経験し，理想的な自己の喪失を悼むことはできませんでした。この理想的な自己とは一部には子どもの頃の成績や行動に対する非現実的でかなわない親の期待から生まれたものでした。ローラは達成しやすく，完璧主義と独立独歩を維持することができる課題に引き寄せられました。これはまた，薬物療法を拒絶する理由を説明するのにも役立ったといえるかもしれません。グループという形式で，不適格であることに対する感情や恐怖を理解することはできましたが，悲しみに無防備に身を晒すことには気が進みませんでした。しかも本人にとっても，またほかの参加者にとっても，ローラの認知の歪みのなかから本当のところどのように感じているかを適切に梳き取るのは，容易なことではなかったのです。

ローラのような参加者は，最初，なかなか進歩がないことに対してリーダーに欲求不満やいら立ちの感情を起こすことがあります。リーダーとグループ参加者は，絶望や抑うつを同定することよりも，現実的な目標（職探しなど）に関する困難にすぐに取り組むための方略に魅力を感じるかもしれません。参加者が自分の感情に意識を向けるようになるにつれて，リーダーは失われた時間や機会，および不完全である自分を受け入れることに関連した悲しみや不安の感情に共感するようにするとよいでしょう。

推奨される治療的介入

ローラのような参加者は，個人療法を行い，入り混じった抑うつとADHDを十分に探索して取り組み，特に現実と認知の歪みを区別して認識できるよう支援することが必要でしょう。グループのホームワークでは，苦手な分野や意義ある短期的目標，長期的目標に関連したものとなるような課題を選び，また同時にポジティブな努力を強化し，非現実的な期待を同定し，修正することを手助けすることが重要です。また，回避行動が見られた場合には，グループのなかで不快にならない範囲で自己開示を促し，回避行動を同定し，それに優しく挑戦してみてもいいでしょう。

知性化強迫の参加者

知性化をしている参加者ははじめ，理想的な参加者だと思われるかもしれません。いかにも，心理学的観点から物事を考え，積極的に観察を処理し解釈することに専念しているのです。このタイプの参加者は，リーダーをうまく言いくるめ，リーダーがその参加者と非常にうまくコミュニケーションを図り，新しい洞察へと

導くのに見事成功していると信じ込ませることがあります。しかしやがてその参加者の広範な自己分析が実際には，同時に変化から身を守り変化に抵抗しようとする知性化の防衛であることが明らかになります。

症例：マックス
主訴

マックスは37歳，独身，法科大学院2年生で，自己判断によって受診しました。論述課題を期限内に完成することに困難を訴えていました。期限に間に合わない理由を，時間の見積もりと考えをまとめることに問題があるからだと説明しました。私生活においても同様の問題を報告しました。請求書の支払いなどの家庭管理の諸事を完了できない，時間の管理，計画性，持ち物の管理がうまくできないといったことです。同時に完璧主義とテスト不安も報告し，過去に抑うつの治療のために洞察的心理療法を受けたことがありました。

背景／経歴

マックスは焦点的注意と仕事の完了にずっと苦労してきたと報告しました。両親ともに専門職でひとり息子の彼は，非常に聡明で，早熟な，非常に活動的な子どもでした。高校3年生になるまで学校教育のほとんどを通して，これといって勉強に苦労した記憶はありません。ところが高校3年生で卒業論文を仕上げるにあたり，「一歩踏み出すごとに」困難を経験しました。それでも優秀な成績で卒業し，名門大学に入学しました。キャンパスでは自由を謳歌し，たちまち大学内のいくつかの政治活動家グループに学業はそっちのけでかかわるようになりました。授業に出席しないことがたびたびあり，課題や学期レポートの提出が遅れて「徹夜」で仕上げたり，不可を取ったりしました。政治学，哲学，東洋の宗教と，次々と興味が展開していくにつれて数回，専攻科目を変えました。4年間で大学を修了できたものの，成績はAがわずかに2，3あった以外，多くは劣等か，並の成績でした。もしまじめにやっていたら取れたはずの成績よりはるかに劣っていました。大学卒業後，職業や進学など特に考えていなかったため，いくつかの社会的正義や環境にかかわる非営利団体で働いた後，ヨーロッパやアジアを旅しながらフリーランスの執筆業を行いました。30代半ばで法科大学院へ入学したものの，たちまち大学の頃経験した系統立てて単位を取っていくことに関する困難が再発しました。当グループに参加した当時は仮及第中でした。

家族歴として気分障害，不安障害，学習障害がありました。

診断

マックスの診断はADHD混合型，特定不能の不安障害，特定不能のうつ病

性障害（寛解）でした。評価とグループへの参加登録の時点で，ブプロピオン，SSRI，アンフェタミン（Adderall）を服用していました。

グループ治療の経過

マックスは当初いかにも従順で協力的に見えました。セッションには毎回出席し，概ね時間どおりに到着していました。セッションで新しい内容が出てくるたびにそれがどういう意味か，自分の生活にどう当てはまるか，頻繁に話をしました。自発的に，自分自身の奮闘について話し合い，明らかにしていくことを買って出ましたし，他人の奮闘にも共感しました。マックスは非常に洞察的に見えました。理性的なコメントをし，そのセッションの概念，原則，技能について気楽に話し合い，適用の仕方も適切でした。たとえば，あるとき参加者が書類に書き込んでいる時間に，リーダーが部屋を出て電話をかけに行ったことがありました。このときマックスは笑いながら「リーダーはこのすきま時間をうまく利用している」とコメントしたのです。また別のときには，他の人の自動思考と認知の歪みとして考えられること，およびそれを修正する方法について，思慮深く述べたこともありました。

しかしセッションが進むうち，マックスがホームワークを部分的にしかしていないことが明らかになりました。ホームワークの確認中，彼はなぜ自分がホームワークをしなかったのかについて，ホームワークに敬意を払いつつ，ごく一般論として，饒舌に分析し説明しました。自分自身の気質や人格のタイプと指示されたエクササイズが合わないのではないかと懸念を打ち明けました。はたして自分は，本当にタスクを完了させ，身の回りを整理整頓したいと望んでいるのだろうか，と実存主義的に問いかけました。さらに続けて，自分の1日の組み立て方を変えることに対して抵抗を示し，いちいち計画に縛られることは嫌いだと言いました。

リーダーと参加者の一貫したフィードバックのおかげで，プログラムの中間時点には，マックスは自分が課題そのものよりも，抵抗し，自分の抵抗を正当化することにエネルギーを注いでいることを徐々に自覚するようになり，それからはホームワークを完了させるためにさらに一生懸命取り組み始めました。なぜ自分は「何事につけ，その99％を完了させることは非常に得意」であるにもかかわらず「何ひとつとして最後まで終えることができない」のか，その理由を分析しました。グループのなかで話し合った認知行動原則を適用して，自分の活動を監督し評価する「（彼の）頭のなかの批評委員会」があることを同定しました。頭のなかの批評委員会のせいで，パフォーマンス不安を抱いたり，先生や上司に対して反抗的になったりしていたのです。また，彼は興味深い洞察を口にしました。彼が自分を構造化できないのは，自分は構造化に伴う「成功を受けるに値しない」

から，というのです。

フォーミュレーション

　マックスは当初，頻繁に長々と，しかもいかにも洞察力のあるコメントを述べていたために，実際にはグループセッションの外ではほとんど何もしていないことがうまく隠されてしまいました。ホームワークを完了していないことは，エクササイズの最初の頃のレビューのなかでうまく正当化されてしまい，リーダーにはマックスが実際にプログラムに一生懸命取り組んでいるかのように見えたのです。ところが，プログラムで学んだどの方略についても，実行しようとしていないことが明らかになってくるにつれ，知性化という防衛機制も明らかになりました。マックスが自分のADHDの症状を手放すのに気がのらないのは，もし自分自身に期待するほどに，あるいは他人が期待するほどに成功しなかったとしても，それらの症状が手っ取り早い「言い訳」になるからであるということを，セッションのなかでより自覚するようになりました。マイナスの評価，拒絶，あるいは批判を恐れ，課題の99％しか完了させないことで，自分が自分で管理できているという幻想を維持でき，さらにそうすることは最後の審判の瞬間を遅らせるのに役立ったのです。また彼が言うには，ひとつのタスクを完了させたからといって，それは単に次のタスクが始まっているということでしかないのです。

　マックスの興味深く明瞭な自己分析は，彼自身や他の人からのより洞察力の鋭い気付きを寄せ付けないための「カムフラージュ」として働いていました。知性化して防衛することで，批判を受けたり，自分自身や他人を失望させたりすることから身を守りました。同時にそうした防衛により，リーダーまでが治療を提示する自らの能力について幻想を維持するようなやり方をするようになってしまったのです。

推奨される治療的介入

　この症例から，ホームワークが完全に行われたかどうかを注意深く観察していくことの重要性と，グループの場で参加者にきまり悪い思いをさせない範囲でどの程度のプレッシャーをかけるのが適切かを見きわめるリーダーのジレンマの両方が見てとれます。グループプログラムの早い段階でリーダーは，口では同意していても行動には移さないという参加者のパターンに優しく向き合い，その原因を究明していくとよいでしょう。セッションが進み，その参加者のこれまでの話が出てきたところで，リーダーは他者を失望させてきたエピソードを一般化し，グループで取り上げて話し合うとよいかもしれません。どのような参加者でも同じことですが，最初から最後まで，ホームワークを完了させようとする参加者の試みを支援し強化することが特に重要となるでしょう。

要約

　本章の症例はそれぞれ異なる併存症，パーソナリティ，防衛スタイルをもつ人がグループの場のなかでどのような様子を見せ，リーダーはどのように彼らを治療していくかを紹介するものです。場合によってはこうした症例はグループ治療と同時に，あるいはその後に，個人療法を実施することが役立つでしょう。次章では，このグループ療法を個人に対して行う場合について説明します。

第5章

個人療法で使用するために

Jeanette Wasserstein, Mary V. Solanto & David J. Marks

　本書で紹介するCBTアプローチは，内容を調整して個人療法で用いることができます。その場合，特定のスキルの障害，職業上あるいは個人的な環境や課題と責任，治療のペース，変化に対する情緒的障壁といった観点から，各人のニーズに合わせて治療をカスタマイズすることが可能です。また，患者の併存症の種類によってはグループ治療が適切ではなく，個人療法が有益な場合があります。

個人療法のほうが望ましい場合

　個人療法では，個々人のニーズに合わせて治療をあつらえることが可能です。ADHDをもつ成人の大部分は時間の管理と身の回りの整理整頓の両方に問題を抱えていますが，なかには整理にはほとんど困難がなく，時間を効率よく用いることに的をしぼったほうが効果が得られる人もいます。(時間の管理にまったく問題がない人は，まったくと言っていいほどいません。)また，職業や仕事の内容によって要求されることや労働環境は異なりますが，個別形式ならばそれに合わせて方略を改変することもできます。たとえばライターはアイデアを紙面にまとめる仕事ですから，ある程度まとまった時間，他のことに気を取られずにひとつの仕事に取り組んでいられなければなりません。一方弁護士ならば複数の訴訟事件について進行状況を把握し，変化する状況に合わせてタイミングよく必要なことを行っていかなければならないでしょう。ライターには注意を持続し，気を散らせることに抵抗できるよう促す方略が非常に重要となるでしょう。弁護士には仕事を開始し，進行を追い，注意を切り替えることや，ワーキングメモリを助ける方法のほうがより重要になるでしょう。

　個人療法のもうひとつの利点は治療のペースを個人に合わせて調整してもよいということです。グループの予定通りに行うよりも速いペースで進行可能な患者

もいます。一方，特に学習に障害のある人は，方略の一部もしくは全部を学習し，リハーサルし，最終的に自分のものとして習得するのに，より多くの時間がかかることがあります。こうした症例では，グループプログラムと同時並行で個人セッションを行い，より綿密な支援や工夫，リハーサルができるようにするほうがよい場合もあります。

さらに，ADHDをもつ患者には，変化に対して強い情緒的抵抗を経験する人が多くいます。グループプログラムのなかでも取り組みますが，一部の人，たとえば前章で挙げたような，自分のADHDを否認している人，非常に反抗的な人，抑うつ的，完璧主義，失敗を恐れている人などは，一定期間の個人療法を受け，この問題に取り組めるようにすることが必要かもしれません。

最後に，一部の人にとっては，環境的に，個人療法のほうがより適切なこともあります。コミュニティに公然とさらされる危険を最小限に抑えたいと願う人や，スケジュールを調整してグループ治療に参加することが難しい人などです。

グループ療法が推奨できない場合

認知的セルフマネジメントスキルを発展させるために介入を必要としてはいるが，グループ形式があまり適切な形式といえないような人もいます。難しい併存症のスペクトラムをもっている人や，あるいはもっと個別の治療を必要としている人です。たとえば次のような人です。(1)グループの進行を乱す可能性がある人。攻撃的な傾向をもち，他の参加者を遠ざけてしまうことが予想されるクライエントなどです。(2)深刻な社交恐怖をもち，ほかの人がいる場ではきわめて居心地が悪い思いをする可能性のある人。(3)その他，より重篤な精神病理学の形態をもつ患者。グループという場では適切な取り組みや対処が無理な患者，あるいはより急を要する別の重大な臨床的問題を反映している患者です。後者は，境界性パーソナリティ障害，自殺念慮や自殺企図をもつ人，現在物質乱用や依存のある人などです。

個人療法のための評価と計画

ADHDをもつ人のほとんどが実行機能障害がいくつか混じり合った困難を抱えており，これを分類して予測することはできません。たとえば，物事に優先順位をつけたり物事を始めたりすることができない人もいれば，時間を見積もることができない人，物事の経過を追ったり空間を整理整頓したりといったことができない人などさまざまです。したがって，最適な効果をあげるためには，セラピストはその人の障害と強みの全体像を評価する必要があります。グループプログ

ラムは非常に構造化されていることから，個人療法では患者のニーズに応じていくつかのセッションを選択してもよいでしょう。グループプログラムの第2～6回では時間の管理，第7～9回は整理すること，第10～12回は計画をそれぞれ扱っています（p. 91「治療マニュアル」もくじを参照）。

　本章の最後に掲載した「スキルに関する質問紙」（書式5.1）が，セラピストが実行機能とセルフマネジメントスキルについて系統立った質問を行うための手引きとなります。質問に答えやすいように，まず家庭と職場における義務と責任，続いて長期的目標と短期的目標，強化子，ネガティブな随伴性の順に質問していきます。書式5.1全体を通してセラピストは脆弱なスキル（時間を見積もる，書類整理ルールを作るなど）と実行機能（物事を開始する，抑制する，注意の持続，計画性など），および困難な可能性のある具体的な仕事（郵便物の仕分け，請求書の支払いなど）について系統立てて質問することができます。情緒の問題（意欲喪失，完璧主義など）の影響についても確認します。しかし，治療の前に行われる包括的な診断評価からはおそらくこれらにかかわる情報がずっと多く得られるでしょう。

　表5.1は「スキルの階層と対応するセッション」です。左の列が機能不全または障害，中央の列がそれに取り組むために必要な方略もしくはスキル，右の列は，その方略やスキルが扱われるセッションの番号です。各セッションにホームワークがあります。ホームワークはそのまま参加者に課したり，繰り返したり，さらに展開したり，内容を調整したりできます。たとえば時間の意識に限って特に困難がある患者は，時間を見積もったり，時間を記録したりするエクササイズを複数回行い，エリアを分けて整理したり，物事を開始するエクササイズ，あるいは自動思考に反論することにはほとんど時間をかけません。また患者によっては優先順位をつけ，短期（日ごと，週ごとのスケジュール帳）と長期（より複雑な計画）の両方の予定を立てることに注力する必要があるかもしれません。また別の患者の場合は，ネガティブな帰属やそうすることがいかに物事の流れを停滞させているかに焦点を当て，従来の心理療法介入とスキルの構築を組み合わせたやり方に可能性を求めることが必要となるかもしれません。つまり個人に合わせたアプローチは，プログラムに沿った状態を維持しつつ，その一方でより柔軟で，的を絞ったものにできるのです。

　またセラピストと患者が，プログラムで学ぶ実行機能支援やスキルについてメタ視点をもつことが有用です。そうした理解があればセラピストは患者がどこで最も介入を必要とするかをよりうまく同定することができます。次のようなグループに分けられます。

表 5.1 スキルの階層と対応するセッション

スキルの階層	方略	セッション
1. 腕時計を毎日する	・利点を話し合う	2
2. スケジュール帳	・スケジュール帳の使い方とその利点	2
	・優先順位をつける	4
3. 望ましい時間に寝起きする	・夕方と翌日の計画をきちんと立てる	4, 任意
	・アラームと奨励の利用	
	・現在の活動をやめる／抑制する	
4. 仕事，予約などの約束に時間通りに行く	・時間の見積もりと計画	2
	・現在の活動をやめる／抑制する	
5. 毎日その日にすべきことを完了する		
a. 1日の計画を立てる	・タスクリストの活用を再確認し，1日と1週間のスケジュールに優先順位をつけ，計画を立てる	4
b. 1週間の計画を立てる	・適切な時間の見積もり	2
c. 時間通りに仕事を始める	・仕事を対処しやすく分解する	3
	・随伴性自己報酬	3
	・不安回避を克服する	5
d. 気を散らせるものを回避，または克服する	・物理的，人間的な集中を妨げるものを避けられる仕事場を用意する	7, 8
e. 仕事を時間通りに完了させる	・適切な時間の見積もり	2
	・仕事を対処しやすく分解する	3
	・随伴性自己報酬	3
f. 適切にタスクをやめる（抑制する）	・自分に合図をする（アラーム）	
	・過剰に集中することを避ける	
6. 長期的な計画		
a. 計画	・フローチャートの利用	10
b. 完了	・長期的報酬の視覚化	6
7. 整理する	・整理ルールの設定，実施，維持	7, 8, 9
8. 情緒の問題	・ホームワークの確認中，またセッション中の適当なおりに「自動思考」を同定し，取り組む	5
	・必要に応じて自動思考記録表を繰り返す	

セルフマネジメント技能

　すべきことを小さな構成要素に分解する，随伴性自己強化，報酬／結果の視覚化，自動思考に気付いて反論する，ルーチンワークを確立する（決まった日に日用品の買い物や洗濯をするようにするなど），環境を整える（気を散らせるものを減らす，構造化する，スケジュール帳で自分と約束するなど）

時間の管理スキル

to-doリストを作成する，時間を見積もる，優先順位を決める，フローチャートを作る，紙面またはパソコンのスケジュール帳で予定を立てる。

空間管理技能

所有物を分類してエリアを決める（物にはすべて「その物の置き場所」がある），道具を使うときに都合のよい位置に置く（鍵は玄関のそばに置くなど），たまった用具（服，本，書類など）を分類するための「ファイル−行動−ゴミ（FAT）」ルールを決める。

個人療法の実施

セッティング，アジェンダの順守

　行動療法や認知行動療法全般，そしてADHDに特化したCBTでも，セラピストは治療の目的を達するために特定のアジェンダと治療に忠実に沿って進めていくことが必要です。グループ形式は構造化された提示と話し合いに適しているのに対し，個別のCBTではセラピストが患者の日々の事柄や危機，問題などの話し合いに引き込まれてしまいがちです。セラピストはいつのまにか障害を改善しスキルを高めるために系統的に取り組んでいるのではなく，ともかく「火を消そう」としてしまっているかもしれません。治療開始時にプログラムの概要と治療方法を提示し，通常は各セッションがどのような形で進められるかについて説明しておけば，そうしたことが起こりにくくなるでしょう。

　セッションごとにセラピストは，一方ではアジェンダに忠実に従い，他方では患者とのラポールを維持して感情の危機に対処するという両者のバランスを保つよう努力しなければなりません。そのためにはセラピストは各セッションの始めに患者が口にすることや心配事に耳を傾けます。それがホームワークや議論中の方略に関連がない場合には，それが妥当な情緒的反応なのか，それとも患者は何か納得いかないことがあり抵抗を強めているのかを判断しなければなりません。さらに，その問題はただちに取り組む必要がある最優先のものか，それとも保留にして後で取り組めばいいものかどうかも決める必要があります。後者の場合は「この［問題点］は，あなたにとって気がかりで，お困りのようですが，私たちはこの面接を進めていくことに集中し，外れることのないようにすることも必要です。それで，まずは［○］分間，先週のホームワークについて話し合うことにして，その後で残りの時間をその［問題点］の話し合いにあてましょう」というようなことを言うとよいでしょう。一方，その問題点が非常に複雑に入り組んだものならば（重要な人間関係における重大な問題，大学院受験の準備，職業や仕事の選択など），1回，もしくは複数回のセッションで，そのことだけに絞って

集中する必要が出てくる場合もあります。こうすることでセラピストはうまい時間の管理のモデル（時間の見積もり，優先順位づけ，スケジュールを組む）を示すのです。これについては，今，セラピストが自ら時間の管理のモデルを示していることを患者に伝えて注意を向けさせるとよいでしょう。

　もうひとつの落とし穴は，グループ形式では各セッションで参加者にその回の学習内容を提示する時間を設けますが，個人療法ではついついそれを飛ばしてしまいたくなってしまうという点です。1対1でセラピストが一方的に学習内容について教えるのは何か「形式的」すぎるように感じられるかもしれません。特に対話を中心に治療を進めているセラピストにとってはそうでしょう。しかしこうした学習内容を教えることは，ADHDにおける具体的な障害を説明し，そのセッションで提示される方略の詳しい理論的根拠を示すことで，それらの方略が患者の日常生活へ融合，一般化するのを促す，という点で重要です。

　個人セッションでの妥当な時間配分は，ホームワークの確認に10～15分，新しい学習内容の紹介とそれについての話し合いに20分，そして次回までのホームワークの説明と事前予測トラブルシューティングに10～15分，というようになるでしょう。

ホームワークの確認

　個人療法の重大な利点は，グループ療法に比べて，個人療法ではホームワークに関するその患者の経験をより深く確認することができることです。とりわけ，ホームワークを完了する妨げとなっている可能性がある情緒的な問題，あるいは論理的な問題への取り組みに関しては特にそうです。グループの場合と同様，個人療法でも各セッションはまずはホームワークの確認から始めます。ホームワークを完了できなかった，あるいは部分的にしか完了できなかった理由に関する質問もここで行います。成功や困難の理由を明らかにすることを目的として，セラピストと患者で一緒にホームワークのプロセスと結果を分析します。そしてその方略に代わるものとして，あるいはそれに加える形で，他にどのような方略を効果的に活用できた可能性があるかを確認します。

　セラピストは細やかな心配りをし支援的な方法でホームワークについて質問すべきです。演習のなかには困難な部分もあるだろうということ，しかしそうした困難を最後をまでやり抜くことが治療に役立ち，最終的な効果につながるということを，最初に患者に理解してもらうようにすることが重要です。また，努力し，完全な成功へ少しずつ近づいていくよう，患者を強化することも重要でしょう。

　個人療法を行うセラピストは，患者がなぜホームワークを試みることができなかったのか，あるいは気が乗らずに表面的な努力に留まってしまったのはなぜか，理由を尋ねることも決定的に重要です。もちろん仕方のない事情（病気，予期し

なかった相反する義務などの危機的状況）もあるかもしれませんが，言い訳を繰り返したり，上っ面の努力しかしていなかったりという場合，それは抑うつ・意欲喪失，不安や失敗に対する恐怖，反抗や診断の否認が存在することを示すサインかもしれません。実際，抵抗はホームワークに対する患者の取り組みにいちばんにあらわれるものです。セラピストは，いわゆる「第三の耳」をもって患者の話に耳を傾けることが重要です。根深い葛藤はコンプライアンスの低さにもつながる可能性があるからです。たとえば成功の抑制や過去の虐待にかかわる問題は，通常の ADHD の症状を複雑にし，さらに悪化させる可能性があります（文献 21 の議論を参照）。個人療法では，こうした情緒の問題をタイミングよく，不快感を与えず，他の人に知られないで同定し，取り組むことができます。我々の研究（第 6 章参照）も含め，認知行動的介入の効果研究からはホームワークを完了させることが治療の決定的に重要な要素であり，効果をあげることに有意に関係しているということが明らかになっています。このことは，心に留めておくとよいでしょう。

　最後に，グループ療法でも同じですが，ホームワークで新しく紹介された方略をその後も活用し続け，毎日のセルフマネジメントのレパートリーの一部になるようにすることが期待されているという点は繰り返し患者に伝えなくてはなりません。

終結

　終結のための計画は，(1)患者が CBT 方略を習得し，日常生活に組み入れたように思われるとき，あるいは(2)治療の焦点が情緒的問題（不安，抑うつ，PTSD，パーソナリティ障害など）に移り，セラピストのスキルがもはや患者のニーズに見合わないと確信したときに始めます。

　CAARS や On Time Management, Organization, and Planning Scale（ON-TOP），BRIEF のような標準化された尺度を再度実施することは，改善の程度を確認し，払拭しきれていない懸念があればその分野を同定するのに役立つでしょう。本来の治療が完結した後に，可能ならば，「メンテナンス」治療のための延長期間をとり，治療で得たものが日常生活のストレスのなかでどのように維持されているかを観察したり，状況的に求められるものが必然的に変化していくなかでスキルの練習を続けることを強化したりするとよいでしょう。メンテナンスは 3〜6 ヵ月間，1 ヵ月に 1 回程度のセッションを予定して行い，その後は必要に応じて追加のセッションを加えていきます。

　その他の点については，通常の終結の原則とプロセスがこの CBT の終結にも適用されます。一連の治療のなかでこれまでに成し遂げてきた進歩を患者と一緒に見直します。特に，新しく学んだ方略，変えた習慣，獲得した洞察を同定します。

そして今後，どのような困難が生じるか，それをどのように認識し，取り組んでいったらいいのかを患者と一緒に予測して先手を打つのです。今後参照するためのツールとして，関連の方略を書面にまとめておくと非常に便利です。第12回の「今回のまとめ」が役に立つでしょう。患者には，支援や情報を求めることができる団体についても，利用できるものがあれば，認識してもらうようにすべきです。加えて，もし患者が自分のスキルを新たにしたり，新しい困難に対する支援を得たりするためにまたやってきたいと望むならば「扉はいつでも開かれている」（もちろん，実際にそうである場合に限ります）ことを知らせておけば，患者にとっては非常に心強いでしょう。実際ADHDとは慢性的状態なのですから，一定期間離れていて，自分のスキルを一新したり，さらに伸ばしたりするために再びやってくることはまったく珍しいことではないのです。

書式 5.1　スキルに関する質問紙

名前：＿＿＿＿＿＿＿＿＿＿　日付：＿＿＿＿＿＿　セラピスト：＿＿＿＿＿＿＿＿

セラピストは以下の質問を実施すること。

主な仕事／義務／責任

家庭：＿＿＿＿＿＿＿＿＿＿＿＿＿＿＿＿＿＿＿＿＿＿＿＿＿＿＿＿＿＿＿＿＿＿＿
　　　＿＿＿＿＿＿＿＿＿＿＿＿＿＿＿＿＿＿＿＿＿＿＿＿＿＿＿＿＿＿＿＿＿＿＿
　　　＿＿＿＿＿＿＿＿＿＿＿＿＿＿＿＿＿＿＿＿＿＿＿＿＿＿＿＿＿＿＿＿＿＿＿

職場：＿＿＿＿＿＿＿＿＿＿＿＿＿＿＿＿＿＿＿＿＿＿＿＿＿＿＿＿＿＿＿＿＿＿＿
　　　＿＿＿＿＿＿＿＿＿＿＿＿＿＿＿＿＿＿＿＿＿＿＿＿＿＿＿＿＿＿＿＿＿＿＿
　　　＿＿＿＿＿＿＿＿＿＿＿＿＿＿＿＿＿＿＿＿＿＿＿＿＿＿＿＿＿＿＿＿＿＿＿

本人の目標と優先順位

短期：＿＿＿＿＿＿＿＿＿＿＿＿＿＿＿＿＿＿＿＿＿＿＿＿＿＿＿＿＿＿＿＿＿＿＿
　　　＿＿＿＿＿＿＿＿＿＿＿＿＿＿＿＿＿＿＿＿＿＿＿＿＿＿＿＿＿＿＿＿＿＿＿

長期：＿＿＿＿＿＿＿＿＿＿＿＿＿＿＿＿＿＿＿＿＿＿＿＿＿＿＿＿＿＿＿＿＿＿＿
　　　＿＿＿＿＿＿＿＿＿＿＿＿＿＿＿＿＿＿＿＿＿＿＿＿＿＿＿＿＿＿＿＿＿＿＿

個人的報酬：＿＿＿＿＿＿＿＿＿＿＿＿＿＿＿＿＿＿＿＿＿＿＿＿＿＿＿＿＿＿

　　　＿＿＿＿＿＿＿＿＿＿＿＿＿＿＿＿＿＿＿＿＿＿＿＿＿＿＿＿＿＿＿＿＿＿＿
　　　＿＿＿＿＿＿＿＿＿＿＿＿＿＿＿＿＿＿＿＿＿＿＿＿＿＿＿＿＿＿＿＿＿＿＿
　　　＿＿＿＿＿＿＿＿＿＿＿＿＿＿＿＿＿＿＿＿＿＿＿＿＿＿＿＿＿＿＿＿＿＿＿

個人的随伴性（予期する報酬，努力やアウトプットに随伴する結果など）：

　　　＿＿＿＿＿＿＿＿＿＿＿＿＿＿＿＿＿＿＿＿＿＿＿＿＿＿＿＿＿＿＿＿＿＿＿
　　　＿＿＿＿＿＿＿＿＿＿＿＿＿＿＿＿＿＿＿＿＿＿＿＿＿＿＿＿＿＿＿＿＿＿＿
　　　＿＿＿＿＿＿＿＿＿＿＿＿＿＿＿＿＿＿＿＿＿＿＿＿＿＿＿＿＿＿＿＿＿＿＿
　　　＿＿＿＿＿＿＿＿＿＿＿＿＿＿＿＿＿＿＿＿＿＿＿＿＿＿＿＿＿＿＿＿＿＿＿

※スペースが足りなければこの用紙の裏側に記入すること。

76　治療の理論

スキルの階層	なし	あり	コメント
1. 腕時計を毎日する			
2. スケジュール帳			
a. 適当なスケジュール帳をもつ			
b. 約束はすべてスケジュール帳に書く			
c. スケジュール帳のto-doリストを管理する			
d. スケジュール帳で仕事を優先順位付けし予定を立てる			
e. 定期的にスケジュール帳を見る			
3. 望ましい時間に寝起きする			
4. 仕事, 予約, その他の約束に時間通りに行く			
5. 毎日その日にすべきことを完了する			
a. 1日の計画を立てる			
b. 1週間の計画を立てる			
c. 時間通りに仕事を始める			
d. 気を散らせるものを回避, または克服する			
e. 仕事を時間通りに完了させる			
f. 適切にやめる（抑制する）			
6. 長期的な計画			「計画」の内容：
a. 適切な計画を立てる			
家庭で			
職場で			
b. 完了する			
家庭で			
職場で			
7. 次のものをタイミングよく処分し管理して, 整理ができている			
a. ファイルと書類			
家庭で			
職場で			
b. 衣類			
c. 郵便物			
d. 領収書の支払い			

スキルの階層	なし	あり	コメント
e. 洗濯物			
f. 食事の支度			
g. 皿洗い			
h. その他（具体的に記入）＿＿＿＿＿			
8. 情緒の問題			
a. ADHDの診断の否認			
b. 変化の機会／抵抗			
c. 抑うつ／意欲喪失			
d. 不安／失敗に対する恐れ			
e. 完璧主義			

第6章

認知行動療法の根拠基盤

David J. Marks

認知行動療法研究のレビュー

　これまでの章でも触れましたが，ADHD は非常に慢性的な障害です。かなりの割合で成人期まで続き，心理社会的機能の複数の面に致命的な犠牲をもたらすのです。第1章でも述べたように，精神医学的併存症や非機能的な自動思考はもちろんのこと，時間の管理，整理，計画における障害，そして成人期の ADHD によく見られる根深い不適応な行動パターンに取り組むには，薬物治療だけでは十分でないことが多いのです。この10年に ADHD をもつ成人のための CBT が登場してきて，こうした重要な未解決の臨床的ニーズへの取り組みが行われるようになりました。本章では，この分野について発表された文献をレビューします。また，本書で紹介する治療のアウトカムを評価した，我々の調査グループによる2つの研究についてより詳細に紹介します。

　ADHD をもつ成人を対象とした心理社会的治療の効果を吟味するための調査は，子どもにおける心理社会学的介入に関する研究に比べると，これまで十分に行われてきませんでした。これまでに発表された文献を調査したところ，個別症例研究が2件[44]，認知行動的介入についての非盲検法の前後比較研究が5件[47,78,95,97]，CBT の無作為対照試験が3件[66,67,86]，および個別 CBT を含む多様式の治療プログラムが1件[64] 得られました。

　McDermott と Wilens[54] は，先延ばしや回避を生じさせるとされている非機能的な認知をターゲットとした個別 CBT のプロトコルを編み出しました。その治療目標には，認知の歪みに関する心理教育，思考プロセスのモニタリングと再評価，および環境の再構築（予定を立てることと整理することの原則への曝露など）が含まれました。このプログラム（平均セッション数 = 36）に参加したクライ

エント26人の系統的なカルテレビューによると，ADHDの症状と内在化行動の両方に関して改善が観察されました[97]。しかし，クライエントの大部分（85%）が薬物療法も併用していたという事実を考慮すると，治療の成果をはたしてどの程度まで，薬物療法を受けていない成人に一般化し得るかについては疑問が残ります。

　Wigginsら[95]は，短期（4セッション）のグループ心理教育プログラムを9人の参加者に提供し，ADHDをもつ成人の待機リスト対照群（$n = 8$）と比較しました。整理（効果量1.7），注意（効果量1.9），情動安定性の領域で改善が観察されました。また，自尊心においてもいくらかの改善が見られました。これは，患者が自らのADHD症状について，自分がダメだからだと考え自尊心を低下させていたところ，プログラムによってそれが症状であることに気付いたことによるものです。

　Hesslingerら[47]は，概念的にCBTの原理を利用した方法を用いて，13週間のグループ弁証法的行動療法（DBT）プログラムの有効性を調査しました。このプログラムでは心理教育（ADHDと抑うつの両方に関して）および次の点が強調されました。マインドフルネス技法，感情制御方略（感情の記録，日記カードなど），衝動の抑制（調整不全の結果を評価する），ストレスマネジメント（不安を緩和するための問題解決法と順序立て），人間関係におけるADHDの役割です。治療完了者（$n = 8$）は待機リスト対照者（$n = 7$）と比較して，抑うつ，ADHD症状，および機能障害が有意に軽減したと報告されています。ただし以上2件の研究はサンプルが小さいことから，有効性と一般性に関して決定的な結論を下すことはできません。

　Stevensonら[86]は，8セッションの認知療法プログラムを，ADHDをもつ22人の成人に対して，週に2時間のセッションで処方しました。このプログラムでは，動機づけ，集中，傾聴，衝動性，組織化，怒りのマネジメント，自尊感情に焦点を当てていました。介入は，グループ治療（ピアサポートを提供するため）に，確実に実施し，治療における責任を果たし，個別にフォローするための個人コーチングも組み入れました。待機リスト対照群（$n = 21$）と比較して，認知療法に割り当てられた参加者は，整理における改善が見られ（効果量1.2），またADHDの重症度が有意に軽減した（効果量1.4）と報告されています。参加者の36%が受講直後にADHDの症状の軽減を示し，さらに2カ月後には55%の参加者に改善が見られ，効果は増加していました。しかしながら，プログラム受講直後に見られた自尊感情と怒りのマネジメントにおける改善の効果は，2カ月後には減少していました。治療効果に影響した可能性があるものを詳しく調査したところ，薬物療法の受療状況と内在化障害（不安または抑うつ）はいずれも治療効果に影響がないことが明らかになりました。

Safrenら[66)]は個人療法のCBTプログラムの臨床試験を実施しました。プログラムは整理と計画性，注意散漫，および認知再構成を標的とするモジュールで構成され，任意選択として，先延ばし，怒りのマネジメント，アサーティブトレーニング，コミュニケーションスキルに焦点を当てるモジュールも含められました。週1回の実施で最大15回とされました。参加者はADHDの薬物療法を受けており，加えてCBTを受ける群（$n = 16$）と薬物療法のみを続ける群（$n=15$）に無作為に割り当てられました。評価は，ベースラインと治療後の評価時点で，第三者による評価と，ADHDの重症度，不安，抑うつ，全体的機能についての自己報告尺度を用いて行われました。結果は，CBT群のほうが薬物療法のみの群に比べ，第三者評価による報告と自己報告からADHDと不安の症状が有意に軽減したことを示していました。また，第三者評価において抑うつが有意に軽減し，自己報告でも抑うつにわずかですが有意な軽減が見られました。治療の種類別に効果を評価したところ，薬物療法のみの群では13％に効果があったとされたのに対し，薬物療法にCBTプログラムを組み合わせた介入については参加者の56％に効果があったとされました。

　RostainとRamsay[64)]は，独占的マルチモーダルデザインを用いて，ADHDをもつ成人43人における個別の薬物療法と認知行動療法の組み合わせの効果を詳しく検証しました。各参加者は，アンフェタミン（Adderall）を1回20ミリグラムまで漸増して1日2回投与され，最適な治療薬量とするために維持治療が提供されました。場合によっては代わりにメチルフェニデートが提供されました。CBTプログラムは1回50分の個別セッションが16回で，心理教育，長所とサポート資源の活用，ADHDの症状に対処するためのより適応的な方法の指導，不適応なコーピングと情緒的混乱（不安や抑うつなど）の基盤となっている非機能的な思考の同定と修正に取り組みました。自己報告と臨床家による評価（Clinical Global Impression for ADHD；CGI-A）の両方においてADHDの症状の有意な軽減が観察されました。自己報告評価では70％が中程度から有意の改善を報告し，一方で臨床家の評価からは，参加者の56％が大きく，またはかなり大きく改善したことが明らかになりました。加えて，自己報告と臨床家の評価による抑うつと不安の指標についても有意な改善が示されました。ただし，治療から明らかな効果が得られてはいますが，対照群が存在しないことから，治療効果の源を識別（効果が薬物療法によるものか，心理療法によるものか）することはできませんでした。

　Virtaら[89)]が，ADHDをもつ29人の成人における10～11セッションのグループ認知行動リハビリテーションプログラムの有効性を評価しました。評価は，自己報告評価と補足評価（ADHD Checklist, BDI-II, Symptom Checklist-90 [SCL-90], BADDS）を用いて，治療の3カ月前（T1），治療開始時（T2），お

よび治療終了時（T3）に行われました。参加者は年齢幅が 18 〜 45 歳（平均年齢 31 歳）で，男女は同数でした。19 人（66％）は，ADHD のための神経刺激薬治療を受けていました。9 人（31％）は，併存症の精神医学的障害の診断基準を満たしていました。各回 1 時間半から 2 時間のセッションで，構造化された一連の順序（前回の復習，新しい内容の導入，新しいエクササイズの導入）で行われ，Brown[32] が ADHD の中心であるとしたテーマに取り組みました（たとえば，活動の動機づけと開始，整理，注意，感情調節，記憶，衝動性と併存症，自尊感情）。自己報告評価を詳しく検証した限りでは，T1 から T2 の間に有意な差は示されませんでした。対照的に，有意な治療効果（T2 と T3）が，自己報告における活性化と情動，および BADDS の全項目，SCL-90 の ADHD 症状に特に関連する項目に認められました。反応の分類評価を用いたところ，30％以上の参加者に，自己記入式質問紙によって，症状の 20％以上の軽減という治療効果が認められました。しかし，対照群が不在のため，このプログラムの有効性を正確に判断することは難しいでしょう。

最後に，Safren ら[67]は，ADHD をもつ成人で，薬物治療を受けているけれども，臨床的に有意な症状を示し続けている人に対する，個人 CBT の有効性を調査する無作為化対照試験を実施しました。Safren らの以前の研究[66] で処方されたのと同じコアモジュールで CBT が実施されました。87 人の成人が CBT とリラクセーショントレーニングに心理教育を加えた対照治療のいずれかを受けました。結果は，Clinical Global Index（CGI）と ADHD Rating Scale（ADHD-RS）を用いた盲検法による臨床家評価に基づき，（対照群に比べて）CBT に割り当てられた人の有意に大きな割合が治療に反応があったとされました（CGI：53％ と 23％，ADHD-RS：67％ と 33％）。類似の結果が自己報告評価を用いた場合にも見られました。

ADHD のためのマウントサイナイ病院 CBT プログラム研究[*]

成人の ADHD では時間の管理や整理，計画性のスキルの障害がいたるところで見られるようです。我々はこれらの障害に基づいて CBT プログラムを開発しました。このプログラムは，本治療マニュアルに記述されているように，その多くが認知行動モデルに基づいており，特化したスキルトレーニングの提供，ポジティブな行動の強化と形成，より適応的な認知への置き換え，および不適応な自己言及に反論することを目的としてデザインされています。前述のように，セッ

---

[*] 我々は当初この治療を「メタ認知療法」と称し，最初の 2 つの論文でもこの用語を用いました（文献 78，79）。しかしこれが Adrian Wells（2005）の言う「メタ認知療法」とは大きく異なることに気づきました。したがって我々の 2 つの研究の結果を説明する本章においてはメタ認知療法（MCT）という用語を用いますが，それ以外では我々の治療を単に「ADHD のための認知行動療法」と呼んでいます。

ションは通常 6 〜 8 人のグループで実施され，スキルの解説，メタ認知方略のセッション内モデリングとリハーサル，進行の妨げとなる障害（認知の歪みなど）の同定と修正，および鍵となる主要概念を強化するためのホームワークの提示を組み入れています。

オープン試験

　予備調査の一環としてマニュアル化されたグループプログラムを実施し，ADHD をもつ成人 38 人（男性 16 人，女性 22 人）が 8 週間か 12 週間のいずれかに参加しました[78]。参加者は，年齢幅が 23 〜 65 歳（M [SD] = 41.82 [9.98] 歳）で，ADHD 混合型（$n = 14$；36.8％）と ADHD 不注意優勢型（$n = 24$；63.2％）のいずれかの基準を満たしていました。ADHD の診断は，参加者全員についてコナーズ成人期の ADHD 評価尺度 − 自己記入式尺度：ロングバージョン（CAARS-S:L）[36] および包括的な臨床インタビューに基づいて確認されました。T スコアが DSM-IV 不注意症状スケールで＞ 65（臨床域），DSM-IV 多動症状スケールで＜ 65 の人は ADHD の不注意優勢型，両サブスケールで＞ 65 の人は ADHD 混合型として類別されました。参加者は，教養があり社会経済的地位が中位〜上中位にある人でした。26 人（68.4％）が ADHD のための向精神薬治療を受けていました。参加者の約 58％は併存症として気分障害，39.5％は不安障害の基準を満たしていました。怒りのマネジメントに有意な障害を抱えている，あるいは現在，精神作用薬を乱用しているもしくは中毒である，重篤な精神衛生の問題（自殺傾向など）がある人は参加から除外されました。

　30 人の成人（79％）がプログラムを完了し，そのうち 21 人（70％）が並行して ADHD のための精神刺激薬治療を受けていました。人口統計学的変数（年齢，社会経済的地位，民族，教育レベルなど），ベースラインの ADHD の重症度，薬物療法の形態，および内在化障害の併存率に関しては，プログラムを完了した人としなかった人で違いはありませんでした。また，ADHD のベースラインの重症度，内在化障害の有無，ADHD のサブタイプに関して，ADHD のための薬物療法を受けている人と受けていない人で相違はありませんでした。

　短縮グループプログラム（8 セッション）と拡張グループプログラム（12 セッション）はいずれも 2 人の心理学者によって実施され，まったく同一の原則が組み込まれました（後者のほうが治療技術を段階的に導入することが可能でした）。参加者は全員，プログラムの直前と完了直後に，次の自己報告行動評価スケールに記入し，MCT 介入への自分自身の反応を評価しました。

1． CAARS-S:L：66 項目の自己報告式精神医学調査。ADHD の中核的特徴（すなわち DSM-IV の不注意症状，多動性 − 衝動性症状，全体的症状）と関

連する行動的特徴を評価する[36]。

2．BAADS[31]：40項目の自己報告質問紙。実行機能の6つの領域（整理と優先順位付け，注意の集中と持続，警戒の制御と努力の持続，感情調節，ワーキングメモリ，自己調節）における熟達と，全体的な実行機能能力を評価することを目的にデザインされている。

3．ON-TOP：24項目の自己報告調査。時間の管理，整理，計画性のスキルにおいて自分がどれほどの能力をもっていると知覚しているかを評価するために，我々のプログラムのなかで開発されたもの（スコア可能範囲：－102から＋102）。

表6.1の通り，MCTによりDSM-IV-TRの不注意症状，BAADSの総合スコアと各領域のスコア，ON-TOPの全体スコアにも，有意な低下が得られました。自己報告によるDSM-IV多動性－衝動性症状には有意な低下は観察されませんでしたが，このような行動が治療前に臨床域に存在せず，したがって介入の正式な標的とされなかったことは，強調されるべきでしょう。介入前後のグループCAARS-S:LのDSM-IV不注意症状評価をさらに詳しく検証したところ，参加者の46.7％が臨床域（Tスコア＞65）から臨床閾未満（Tスコア＜65）に低下したことが明らかになりました。これは薬物療法の形態とは独立して見られました。治療前後のスコアは最初の抑うつの重症度によって明らかな影響を受けてはいないようでした。

以上よりMCT治療プログラムは自己報告によるADHD重症度と実行機能不全を著しく軽減させ，よってADHDをもつ成人にとって効果的な治療形式として見込まれると推論されます。プログラムを完了させた人の半数以上が薬物治療を受けていたにもかかわらず，徐々に効果が上がったという点はとりわけ特筆に値します。薬物治療を受けている参加者と受けていない参加者で，最初のADHDの重症度に関して違いがなかった事実を考え合わせると，この発見は，ADHDの薬物治療を受けている成人の間においてさえ，改善の余地があることを示唆しています。

無作為化対照試験

MCTの短期的効果は明らかです。しかしこの予備調査は対照群を設けていませんでしたし，治療の不特定な効果（参加者同士の相互支援と情報の共有など）も考慮していませんでした。加えて，治療費の負担があることから，結果的に，さほど典型的とはいえない（教養が高く，知的に高いなど）クライエントを基盤としたものになってしまった可能性もあります。クライエントの治療の原則を理解したり実行したりする能力が一般より高かった可能性があるのです。

表6.1 オープン試験におけるADHDスケールの治療前,治療後のスコア

	平均（SD）		p	効果サイズ[a]
	治療前	治療後		
CAARS-S:L DSM-IV				
不注意症状	83.26 (8.37)	68.52 (14.86)	.000	0.588
多動性-衝動性症状	59.00 (14.12)	54.67 (13.57)	NS	
BAADS				
総合スコア	82.74 (7.98)	67.44 (11.26)	.000	0.669
活性化	83.83 (7.24)	70.45 (11.54)	.000	0.595
注意	74.62 (9.85)	63.59 (10.32)	.000	0.558
努力	84.76 (10.53)	66.24 (15.59)	.000	0.591
情動	68.90 (10.31)	59.62 (9.75)	.000	0.449
記憶	75.24 (11.21)	64.86 (8.54)	.000	0.527
ON-TOP	-43.70 (24.73)	-16.48 (24.12)	.000	0.615

文献78より引用　　a) partial eta-squared

　上記の発見と方法論的制約に基づいたうえで，次のような仮説が立てられました。不特定の治療要素の対照群となる支持的精神療法グループと比較して，MCTを受けている人のほうがより大きな変化が起こるだろうという仮説です。加えて，日常の機能を改善することにより，（支持的精神療法と比較して）MCTは不安と抑うつという併存症も低下させるだろうと仮定されました。最後に，最初の小規模のオープン試験では薬物治療の影響は見られませんでしたが，薬物治療を受けているMCT参加者は，セッションとセッションの間に治療技能をよりよく理解し，吸収して，介入をよりうまく適用できるだろう，すなわち薬物治療はMCT治療グループと相互作用があるだろうという仮説を立てました。

　この仮説を検証するため我々は米国国立精神衛生研究所（NIMH）より研究助成を受けて，グループMCTの無作為化臨床試験[79]を行いました。この研究では，厳密にADHDと診断された成人88人（後述の診断手続きを参照）がADHD薬物治療（精神刺激薬またはアトモキセチン）の使用の有無で分類され，12週間のグループMCTプログラム（$n = 45$），12週間の支持的精神療法グループ（$n = 43$）のいずれかに無作為に割り付けられました。支持的精神療法グループはセッションの長さと参加者数（1グループ約6～8人）がMCTプログラムと同等に設定されており，治療の不特定な面（セラピストの心理教育やグループの支持など）の対照のためにデザインされました。治療に対する反応は，治療の直前と直後に，第三者の評価者（盲検化された）による構造化面接と，参加者とその参加者のことを知る情報提供者の回答する質問紙を通して評価されました。MCTグループと支持的精神療法グループは，条件が環境変化（季節や休日期間など）の観点で同等となるように，同時期に並行して行われました。合計

6のコホートウェーブが実施され，各セラピスト（David J. MarksとJeanette Wasserstein）が同数のMCTグループと支持的精神療法グループを実施しました。

先のパイロット調査と同様，参加者は，年齢が18～65歳の間で，ADHD（不注意優勢型または混合型）と診断されていることが要件とされ，以下の基準に該当する場合は，除外されました。現在，物質乱用または依存がある，自殺傾向，非社会的な性格（広汎性発達障害など），認知障害（推定全検査IQ＜80），境界性パーソナリティ障害，アルツハイマー病または認知症の疑いがある，子どもの頃にトラウマその他の重篤な精神医学的障害によりADHD症状との識別が困難な履歴がある，臨床上先に対応すべき急性の精神医学的問題が存在する。クライエントは，治療が終了するまで自分の薬物治療や心理社会的治療計画の変更はしないよう勧告されました。

ADHDの診断は，コナーズ成人ADHD診断面接（CAADID）およびコナーズ成人期のADHD評価尺度（CAARS）の自己記入式尺度のうち，不注意項目においてTスコアが65点以上（93パーセンタイル相当）であることで決定されました。加えて，時間の管理，整理，計画性に関わりのあるCAARSの不注意／記憶に関する項目で90パーセンタイル相当であるTスコア＞63を示す障害を有していることを，この研究への参加条件としました。子どもの頃のADHD症状については，次のうち少なくとも1つに該当する場合に存在していたとみなされました。自己報告により子どもの頃にCAADIDの1つの領域で4つ以上の症状がある，Childhood Symptom Scale-Other Report[15]を用いた付随的レポート，または通知表か子どもの頃に受けた心理学者による評価における症状の報告。精神医学的併存症については，SCID-I[43]と，境界性パーソナリティ障害のSCID-IIモジュール[42]を用いて評価されました。IQはTellegenとBriggs[87]による手順を用いてWAIS-IIIから4つの下位検査を使用して評価されました。

治療の前後に第三者評価者によりAdult ADHD Investigator Symptom Rating Scale（AISRS）[3]を用いた評価が行われました。これは構造化面接で，ADHDの18のDSM-IV症状の存在と重症度を正確に評価します。また評価者はStructured Interview Guide for the Hamilton Anxiety Rating Scale（SIGH-A）[74]も行いました。症状の総合スコアは，AISRSの不注意項目（AISRS-IN）9つとCAARS-IN項目を合わせて算出され，これが主なアウトカム基準として用いられました。さらに次の質問紙が治療の前後に行われました。CAARS-Observer Report，BAADS，BRIEF-A[65]，BDI-II[19]，Rosenberg Self-Esteem Inventory[63]，ON-TOP。

最初の研究同様，MCTグループでは認知行動療法の原則を用いて，随伴性自己報酬を提供し，複雑なタスクを対処しやすく分解し，動機を維持し，さらに不

安や抑うつを喚起する認知に反論しました。これまでの章で述べた通り，当プログラムはまず基本原則（スケジュール帳使用の手順など）を学習したうえで，より高次のスキル（整理や計画など）を学習する，といったように，階層化されたデザインを用いました。問題となる状況（手がかり）を明白な解決策に結びつけ，実施の成功の妨げとなる障害を同定することを目的としていました。

　支持的精神療法グループは，MCTプログラムの対照群として作られたもので，セッションと治療の期間，グループによる支持／承認，セラピストの注目，心理教育は含まれましたが，認知行動モデルについての話し合いや是認は含まれませんでした。プログラムを通してずっと，支持的精神療法グループは情報を提供し（思い込みに取り組み，払拭するなど），共通の経験をめぐって一体となり，共同作業支援を生み出すためのメカニズムとして位置づけられました。各セッションは，2パートで構成され，前半はその前の週の間に起こった出来事のレビュー，後半は特定の心理教育テーマについてのセラピストの指導による話し合いにあてられました。さまざまなセッションを通じて，セラピストの反応はどのセッションでも，支持と励ましを提供するか，代わりの解決策を求め問題をグループに任せるかでした。

　婚姻の有無を除けば（現在結婚している参加者の割合はMCTのほうが支持的精神療法よりも大きかった），MCTの参加者と支持的精神療法の参加者は，社会人口統計学的変数や臨床的変数に関して差異はありませんでした。表6.2のとおり，一般線形モデル（GLM）分析から，ベースラインからの変化を治療グループ間で比較し，不注意（AISRS-IN）と時間の管理，整理と計画性のスキル（AISRS-TMOP）についての独立した評価者の測定に対しても，また不注意／記憶サブスケール（CAARS-IN-Observer）における付随評価に対しても，有意な影響があることが明らかになりました。言い換えると，治療前から治療後の重症度の軽減は，ベースライン時の効果指標の値を統制すると，MCTに割り当てられた個人においてより大きかった，ということです。実行機能についての他の測定については，信頼区間をみると支持的精神療法でもMCTでも治療前から治療後への有意な変化が明らかになりました。しかし変化スコアのグループ間の相違は有意ではない（BADDS）か，ほんのわずかに有意（BRIEF Metacognitive Index, ON-TOP）というにすぎませんでした。併存症（抑うつ，不安，自尊感情）の測定ではどちらの治療にも有意な変化は見られませんでした。統計的に有意な相互作用が見られたのはベースラインスコアと治療に対する反応の間においてのみでした。ベースラインのCAARS-INスコアがより大きければ大きいほど（より重症），MCTによる特異な改善も大きくなったのです。対照的に，支援的精神療法グループにおける変化は，最初のCAARS-INの値には影響を受けていませんでした。

参加者が治療に対して臨床的に有意な反応を示したかどうかを判断するために，治療反応の二分法指標についても検証されました。AISRS においてポジティブな反応は 30% の低下としました。CAARS-IN におけるポジティブな反応は 10T スコアポイント（1SD）以上の減少と定義しました。前述の基準を用いると，支持的精神療法の参加者と比較して，MCT 参加者のほうが反応があったと分類された割合が有意に大きくなりました（支持的精神療法の参加者の 12% に対し，MCT 参加者は 42%）。反応者の割合について統計的に有意な相違が自己報告（CAARS-IN）評価においても観察されました（支持的心理療法の参加者の 28% に対して，MCT 参加者は 53%）。このように主要なアウトカム測度の変化の指標は明らかに MCT グループに有利な結果を示していた一方で，支持的精神療法グループに割り付けられた人においても効果が示されていたという点は重要です。

　予想に反し，抑うつ（BDI-II），自己評価（Rosenberg），不安（SIGH-A）のスコアにおける変化に関して，MCT と支持的心理療法の各グループ間にはわずかな相違しか観察されませんでした。支持的心理療法の抑うつ（BDI-II）スコアには小さいながらも統計的に有意な減少が見られましたが，それ以外は併存症のアウトカム測度のいずれに関しても，有意なグループ効果は見られなかったのです。MCT が併存症の測度に明らかに強い影響が見られなかった理由については具体的な理由は不明ですが，これらの測度におけるベースラインのスコアは臨床域になかったため床効果があった可能性があります。

　さらなる分析からは，治療前と最初の 2 回の治療セッション後に得られた見込み評価に関してグループ間に有為な相違は指摘されませんでした。しかも，年齢，性別，民族，教育，世帯収入，婚姻状況，就業状況，IQ，ADHD のサブタイプ，ADHD に対する薬物治療，併存する気分障害や不安障害の存在にも，治療効果との相互作用は認められなかったのです。各分析において，上記の変数をそれぞれコントロールしても，支持的精神療法と比較して，MCT の効果が有意であることに変わりはなく，いずれの場合も治療効果と相互作用しているということはありませんでした。しかし MCT グループ内においてホームワークの完了は AISRS-IN スコアにおける変化と有意に関係しており，ホームワークという要素の重要性が浮き彫りとなりました。

　薬物療法と治療グループの形式との間に相互作用がみられ，治療効果に影響を与えた要因については次のように考えられます。第一に本研究は，ある程度症状が重いことを参加基準としていました。このことから，治療に対する反応がない人，十分な反応がない人を過剰にサンプリングしてしまった可能性があります。これは，薬物治療を受けている参加者と受けていない参加者でベースライン時点における ADHD の重症度レベルに関して相違がなかったことを考慮すると，特

第6章 認知行動療法の根拠基盤

表 6.2 各尺度による MCT 群およびサポート群の反応

尺度	MCT (n = 41) 治療前 平均	(SD)	治療後 平均	(SD)	最小二乗平均の差[a]	(95% CI)	サポート (n = 40) 治療前 平均	(SD)	治療後 平均	(SD)	最小二乗平均の差	(95% CI)	群間の最小二乗平均の差	(95% CI)
AISRS-IN	18.88	(3.75)	13.71	(4.27)	5.0	(3.7, 6.3)*	18.33	(3.55)	16.18	(4.71)	2.3	(1.0, 3.6)*	2.7	(0.9, 4.6)***
AISRS-TMOP	10.98	(2.30)	7.66	(2.83)	3.2	(2.3, 4.1)*	10.58	(2.59)	9.70	(3.16)	1.0	(0.1, 1.9)*	2.2	(0.9, 3.5)****
Conners-Observer-IN[b, c]	72.47	(10.56)	66.94	(11.64)	5.7	(3.1, 8.3)*	74.33	(9.67)	73.19	(10.33)	0.9	(-2.0, 3.9)	4.8	(0.8, 8.7)*
BADDS total T-score	84.73	(8.82)	75.80	(12.63)	9.1	(6.0, 12.2)*	85.72	(9.53)	76.80	(11.00)	8.8	(5.6, 12.0)*	0.3	(-4.2, 4.7)
BRIEF-A Metacognitive Index[c]	78.37	(8.69)	73.83	(9.01)	5.39	(2.2, 8.6)*	80.71	(9.24)	78.64	(11.52)	1.26	(-2.0, 4.6)	4.13	(-0.5, 8.7)+
ON-TOP	40.56	(23.87)	-22.10	(20.64)	-17.9	(-23.7, -2.1)*	-37.87	(22.57)	-28.98	(24.67)	-9.5	(-15.5, -3.4)*	-8.4	(-16.8, 0.0)+
BDI-II	11.48	(9.59)	9.66	(8.31)	1.8	(-0.1, 3.7)	11.34	(8.12)	9.08	(7.16)	2.3	(0.3, 4.3)*	-0.5	(-3.2, 2.2)
Hamilton-total anxiety	9.56	(5.37)	8.07	(5.38)	1.2	(-0.2, 2.7)	8.45	(5.20)	8.88	(5.63)	-0.2	(-1.7, 1.3)	1.4	(-0.7, 3.5)
Hamilton-observed anxiety[d]	0.65	(0.74)	0.50	(0.64)	0.2	(-0.0, 0.3)	0.50	(0.64)	0.65	(0.70)	-0.1	(-0.3, 0.1)	0.3	(-0.0, 0.5)
Rosenberg Self-Esteem Inventory	16.93	(5.14)	18.39	(6.02)	-1.3	(-2.6, 0.0)	18.37	(5.62)	19.50	(5.86)	-1.3	(-2.7, 0.1)	-0.0	(-1.9, 1.9)

AISRS : Adult ADHD Investigator Symptom Rating Scale (blind structured interview). IN : inattentive symptoms. TMOP : symptoms relating to time management, organization, and planning / Conners-Observer-IN : Conners Adult ADHD Rating Scales-Observer : Long Form, Inattention/Memory subscale / BADDS : Brown ADD Scales / BRIEF-A : Behavior Rating Inventory of Executive Function-Adult Version / ON-TOP : On Time Management, Organization, and Planning Scale (range of scores for ON-TOP is -102 to +102) / BDI-II : Beck Depression Inventory-Second Edition / Hamilton : Hamilton Anxiety Rating Scale / Scores for CAARS, BADDS, and BRIEF are T-scores.

a) 最小二乗平均の差とは、ベースラインの時点での値を調整するために治療前の値を引いたもののこと。/ b) MCT 群 n = 34, サポート群 n = 27 / c) 各群の差は最後まで完了しなかった者および投薬を変更した者を除くと有意ではない（Conners-Observer-IN）、または有意水準に達しなかった（BRIEF-A）。/ d) 構造化面接で評価者が観察、評価した不安。
+p < .10 ; *p < .05 ; **p < .01 ; ***p < .005 ; ****p < .001

文献 79 より引用

に可能性が高いといえるかもしれません。また分析は適切に薬物治療を受けているとみなされる参加者の部分集合を用いて実施されましたが，薬の種類と用量がそれぞれの主治医によって最適に設定されていなかった可能性が考えられます。また最後の可能性として（これは主として薬物治療を受けている参加者について我々の最初の調査[78]から得られた知見とも一致しますが），MCTの介入は，参加者が薬物治療の形態にかかわりなく効果を得られるように十分に構造化されていると考えられます。

要約と結論

現在までに，成人のADHDの治療のための認知行動介入の効果を詳しく調査するために，5つの非対照試験と4つの無作為化対照試験，1つのマルチモーダル治療プログラムが行われてきました。しかし，不特定の治療要素についてコントロールしていたのは，さきほど最後に説明した研究[79]と，最近完了したSafrenによる研究[67]だけでした。これらの研究によって実証されたように，認知行動治療は，個人またはグループで，また薬物療法が存在する場合と存在しない場合で，それぞれ行われ，ADHDの中核的特徴（すなわち，不注意）と，実行スキルにおける関連の障害（すなわち，時間の管理，整理，計画性のスキル）を軽減するのに役立ちました。また，一部には併存する不安や抑うつの症状の軽減に効果がありました。したがって，セルフマネジメント技能の欠乏／未熟を補う，あるいは責任と動機のレベルをより高める，のいずれかの目的で，セルフマネジメント技能における明示的な訓練を受けることによって，ADHDをもつ多くの成人が効果を得られると考えられます。

このような介入によって重大な効果が得られるとはいえ，治療に関連した効果が治療終結時以降にどの程度まで維持されるのかについては現在のところ明らかになっていません。加えて，成人におけるADHDのマネジメントのための，適切に用量を定めた薬物療法と心理社会的治療について独立した効果と組み合わせた効果を厳格に評価する多因子（2×2など）デザインを検討するために，今後の研究が重要になるでしょう。そうしたデザインができれば個別治療形式，または組み合わせ治療形式に対する，選択的反応に関連する媒介変数（当初のADHDの重症度，併存症など）を判断することもできるかもしれません。

結論として，介入における最近の革新はもちろんのこと，臨床家，研究者，および直接ADHDの影響を受けている人の側の意欲的関心を考えると，成人のADHDに関連した障害に対処するための心理社会的治療は，今後も発展の余地がありそうです。

治療マニュアル

第1回　**診断と折り合いをつけ，成長を目指す**
　　　　　──グループの目標と進め方の紹介
第2回　**時間の管理**──時間を意識する・スケジュールを組む
第3回　**時間の管理**──対処しやすくする・自分に報酬を与える
第4回　**時間の管理**──優先順位づけと to-do リスト
第5回　**時間の管理**──情緒的な障壁を克服する
第6回　**時間の管理**──活性化と動機づけ
第7回　**整理する**──整理整頓のシステムを作る
第8回　**整理する**──整理整頓のシステムを実行する
第9回　**整理する**──整理整頓のシステムを維持する
第10回　**計画を立て，やり遂げる！**
第11回　**計画を立てる**──実行する
第12回　**将来に目を向ける**
任意選択　**時間通りに就寝・起床・出勤する**

セラピストのためのまえがき

　このマニュアルでは，ADHDをもつ成人において時間の管理，整理，計画性のスキルを身につけるための12セッションの治療プログラムについて，セッション順に解説していきます。各セッションは，「リーダーズマニュアル」，参加者に配布する「今回のまとめ」，「ホームワーク」で構成されます。

治療マニュアルの構造と形式

　リーダーズマニュアルでは各セッションで提示し話し合う原則と方略を強調しています。マニュアルに書かれていることを台本のように読み上げるのではなく，セッションで扱う話題の概要を示すことを意図したものです。その際のわかりやすく効果的なリーダーの発言例を紹介しています。**セラピストがとくに明確に伝えるべき重要な内容は太字で示しています**。この部分は，このまま言葉通りに提示してもよいでしょう。しかし基本的にはセッションのスタイルは学習内容の提示の際もホームワークの確認の時間でも，説明的ではなく相互作用的なスタイルにすべきです。そうして参加者が学習内容の提示中に疑問を投げかけたり問題を提起したりできるようにし，セラピストはそれに回答します。そのセッションで取りあげる概念と方略を説明する機会として活用します。

　今回のまとめは，そのセッションで学んだ内容を簡潔かつ的確にまとめ，あらためて要約，強調したものです。セッション中に伝えられなかった追加の学習内容が載っている場合もあります。セッション中に集中できず聞き逃してしまった内容を補ったり，ホームワークの準備を進めたりするのに役立ちます。後から読み返したり振り返ったりする貴重なツールにもなります。その回のセッションに出席できなかった人にも送るとよいでしょう。これは必須ではありませんが，ちょっとした役に立つコツとして，次回のセッションまでの中ほどでメンバー全員にメールを送り，モチベーションを高めてホームワークを行うよう励ますことができます。

　リーダーズマニュアルではところどころに「セラピストメモ」を設けています。そのセッションで示される内容に対して参加者がよく口にする問題点や懸念を取り上げ，それに取り組む方法を提案します。

　グループ治療の参加者の選択と，治療の提供のスタイルについては，「治療の理論」の第3章を参照してください。

グループセッションの形式

このプログラムの対象は6～8人の成人グループで、週1回、各2時間を12週間以上実施します。我々は夕方6時30分から8時30分で実施しています。働いている人が仕事を終えて夕食をとってからセッションに来られるようにするためです。グループセッションの各回のアジェンダは、次のとおりです。

1. ホームワークの確認（最大1時間）
2. 新しい学習内容の提示と話し合い（エクササイズと合わせて45分間）
3. エクササイズ
4. 次回までのホームワークの説明と話し合い（15分）

任意選択セッション

このセッションは我々が2010年に発表した正式な効果研究には含まれていなかったものですが、その後、以下のセッションの一方または双方をスケジュールに組み込むことが有効であることに気付き、グループプログラムを13または14セッションまで拡大しました。自動思考と認知の歪みを扱う追加セッションと、「時間通りに就寝、起床、出勤する」ことを扱うセッションです。自動思考に関する追加セッションは、現在のセッション5の内容を2つのセッションに分けたものです。ひとつは認知の歪みの同定に関するセッションで、もうひとつは認知の歪みに反論することに関するセッションです。こうすると、参加者が時間をかけてこの内容を理解し吸収することができます。学習内容の提示とホームワークに用いるブレイクポイントは第5回で示しています。「時間通りに就寝、起床、出勤する」の内容は、ADHDをもつ人全員に必要というわけではないことから、最後に付しました。グループの選考の際に質問しておけば、グループに参加する可能性のある人のうち何人くらいがこの分野で困難を抱えているかがわかります。

第1回 リーダーズマニュアル

診断と折り合いをつけ,成長を目指す

グループの目標と進め方の紹介

目　標
- グループの進め方と参加に際して求められることに参加者の目を向けさせる
- 参加者が以下のことを同定できるようにする
    - グループでの個人目標
    - 変化に対する抵抗を生み出している可能性がある感情
    - 変化を促すために利用できそうな自分の資質

ターゲットスキル
- 毎回,時間通りに出席すること,ホームワークを完了し積み重ねること

ホームワーク
- 診断と折り合いをつけ,成長を目指すことについてよく考え,書き記す。

» セラピストメモ

　正式にセッションを開始する前に,参加者に必ず何らかの質問紙(CAARS, BRIEF, ON-TOP, BDIなど)に回答を求めてください。(質問紙を利用してグループ治療の結果を評価するとよいでしょう。)そのうえでセッションを開始します。まずはリーダーが自己紹介をし,部屋を回って,グループの各参加者にも自己紹介と,職業,ADHDの診断,グループ治療で達成したいことについて簡単に述べてもらいます。その後,次の学習内容の提示を開始します。

I　グループ療法プログラムの方法

　このプログラムは,本質的に「認知行動的」であるとされます。行動の変化を目標とするもの,認知の変化を目指すものが含まれるためです。

行動的な要素

　プログラムで学ぶ行動方略の例としては次のようなものがあります。スケジュール帳を用いて約束の時間や場所,すべきことなどをすべて記入し,定期的にスケジュール帳を確認します。

また，特に困難だったり，退屈だったりする仕事や計画をやり遂げたら，自分にごほうびを与えます。

認知的な要素

認知とは心のなかのつぶやきという形の思考であり，私たちはそれに基づいて日々を送っています。また自分や自分の能力について抱いている思考（セルフトーク）という形をとることもあります。当プログラムの目的は次のとおりです。

1. **より適応的な自己教示を植え付ける**
    例）「この大きなプロジェクトをもっと小さく対処しやすく分けることによって，それを成し遂げるための予定を立てるつもりである」
2. **ネガティブなセルフトークに異議を唱える**
    例）「私は，何をやってもちゃんとやれたことがない」
    「一日中能率よく仕事をこなせるべきなのに」
    「人生の何もかもがめちゃくちゃで，決して良くならないだろう」

  そして，**よりポジティブな認知に置き換える**
    「完璧でなくてもよい。ほどほどがいい」
    「私は自分が心配するよりたいていうまくやれる」
    「私にはうまくやれることがたくさんある」

ここでの目標は，成功や満足を妨げる情緒的な障壁に取り組むことです。

認知的要素と行動的要素の相乗効果

プログラムを構成する認知的要素と行動的要素は，互いに高め合う形で機能します。つまり，より能率的で体系立った行動は自分自身についてのよりポジティブな認知の確立に役立ち，また，より適応的な認知はよりポジティブな行動を生み，それがまた自分自身や将来の可能性についてのよりポジティブな認知を生むのです。

II 各セッションの形式

各セッションの構成は次のとおりです。
1. **前回の振り返りとホームワークの確認**。ホームワークは，毎週出すが提出はしないということをはっきり伝えます。参加者が保管し，必要に応じてグループで話し合います。参加者には，各自のホームワークやファイルはプライバシーを保てる場所に保管し，他人に情報を読まれないようにすることを勧めます。
2. **新しい学習内容の提示，それについての話し合い，エクササイズ**。

3．次回までのホームワークの説明，その事前予測トラブルシューティング．

　ホームワークを最後までやり通すかどうかは，このプログラムの効果に何よりも大きく影響します．ホームワークでは，新しいスキルをひとつずつ取り入れ，積み重ねていくことが求められています．たとえばある週のホームワークで仕事の優先順位付けのスキルを練習し，完了したとします．すると，それでそのスキルを使わなくなるのではなく，その後も毎日の生活のなかでそのスキルを実践的に練習し，活用し続けていってほしいのです．

Ⅲ　基本原則

1．毎回時間通りに出席する．自分に，そしてグループに積極的に取り組むことの重要性を強調します．他の参加者は，あなたからの支えや助言を必要としています．あなたがいなくてはグループはそれほどうまくいきません．もし出席できない場合には電話をしてください．時間通りに来ることができない，もしくは来ることが難しそうな参加者がいる場合は，このセッションのなかでそのことについて，解決に向けて取り組みます．
2．守秘義務．ここでの話はここだけに留め，外に漏らしてはいけません．
3．治療に変更のある場合は報告する．治療計画に何か変更のあるときには，担当者に教えてください．たとえば，薬物療法を始めたり，やめたり，あるいは薬の量や種類が変わったり，カウンセリングを開始したりやめたりといった場合です．そうすることで，グループでのあなたの進歩がきちんと評価できます．

Ⅳ　積極的に取り組む

　プログラムへの積極的な参加の必要性，ホームワークを完了することの重要性を強調します．ADHDをもつ人は，時間の管理のエキスパートにもなれます．非常に熱中して挑戦し，取り組むことができるので，ほかの人よりも時間管理がうまくなるかもしれません．
　変化を起こす――物事をこれまでとは別のやり方で行う――ことは，最初は違和感があるかもしれません．まるで「むりやり」やらされているような気もして，「ぎこちない」感じかもしれません．あるいは「ちゃんとやれて」いないのではないかと不安に感じられることもあるでしょう．そのようなときには，やめてしまうのではなく，その新しい習慣がやりやすくなってなじんでくるまで（やがてそうなります！），やり通すべきなのです．

ADHDに関する質問と回答
　ADHD，その診断や治療に関して参加者からの質問を受け付けます．

Ⅴ 今後の各セッションの予定に関するプリントを渡す

Ⅵ メールアドレスのリストを作る

　スケジュールに変更（悪天候などによる）があった場合やセッションを欠席したときに資料を送るなど，リーダーはグループ参加者と連絡を取れるようにしておいてください。セッション以外での参加者間のコミュニケーションを促進するため，メールアドレスをグループの他の人に知らせてもよいか，グループメンバー全員に確認します。

Ⅶ ホームワーク：診断と折り合いをつけ，成長を目指す

　ホームワークを渡し，それについて話し合います。
1．ホームワークの目的と内容を説明します。
　　　診断を受け入れ，向き合って，変化のための準備をするという点で，グループ参加者が現在どこに「いる」のか理解するようにしましょう。
2．グループの参加者がそれぞれホームワークにいつ取り組むかをグループで一緒に考えます。
　　　普段ならこうした課題にいつ／どのように取り組んでいるでしょうか（たとえば，ギリギリの最後の瞬間に？　セッションへ向かう地下鉄の中で？）。
　　　ホームワークをするためのさまざまなアプローチについて賛否両論を話し合います。先延ばしにしたり，忘れたりといったことに関して，先を見越して対策を考えます。
　　　可能な限り，各参加者に，ホームワークに取り組む日，時間，場所を決めてもらいます。
3．参加者にはファイルを用意してもらい，そのなかに今回のまとめとホームワークを保管して，セッションに持参してもらうようにします。各参加者に，ホームワークとプログラムの情報が入ったバインダーをどこに保管するのかを決めさせます。
4．参加者が現在使用しているスケジュール帳，アドレス帳，to-doリストを次回，もって来るよう伝えます。

第1回 ホームワーク

診断と折り合いをつけ，成長を目指す

I　はじめに

あなたは ADHD をもっていると診断されました。そんな気がしていたという方も，思いがけないことだったという方もいるでしょう。現時点ではさまざまに入り混じった感情を抱いていることでしょう。

- やっと問題が認められ，それに診断という名前がつけられたことで，ほっとしているかもしれません。これは確かな根拠のある医学的状態であり，今や，そしてこれまでも，あなたの「せい」ではなかったのです。
- 支援が得られるかもしれないという希望を新たにしたかもしれません。
- まだ ADHD について聞きたいことがたくさんあることでしょう。その疑問にここで答えたいと思います。
- まだ ADHD という診断に疑問を感じているかもしれません。
- 自分の考え方や行動に影響を及ぼす病気を自分が抱えているなどという考えが気に入らないかもしれません。
- この病気がもっと前にわかって治療を受けられなかったことに，そしてそのせいで苦しんだことに，怒りを感じているかもしれません。

あなたは今，ADHD の診断を受けたことについて，どのような気持ちを経験していますか？

....

....

II　前に進もう

ここにいるということは，あなたが前に進み，成長していきたいと思っているということを物語っています。ADHD の影響にうまく対処する方法を学び，生活に良い変化をもたらしたいとあなたは望んでいるのです。そこがスタート地点です。

あなたが今回，この治療に来ようと決心した理由は何ですか？

....
....
....

Ⅲ　変化するために積極的に取り組む

　どれほどやる気があっても，自分の生活に変化を起こすことにはリスクを感じてしまうものです。良い点も悪い点も考えられることでしょう。以下のうち，あてはまるものをチェックしてください。

変化することのメリット
- ....　くよくよ悩まず，楽観的になる
- ....　「自分で自分に責任をもっている」という気持ちをもてる
- ....　他者からのポジティブなフィードバック
- ....　自尊感情と自己効力感が高まる

変化することのデメリット
- ....　危険がある／未知のことである
- ....　不快な気持ちを味わうかもしれない
- ....　また失敗するかもしれないという恐怖
- ....　他者がどのように反応するかわからない

Ⅳ　古い傷や怒りに対処する／過去に取り組む

子どもの頃，ADHD を抱えていることで最も大変だったことは何ですか？

....
....
....

今あなたは，ADHD を抱えている子どもを助けるため何と言ってあげますか？

....
....
....

もし（現在成人の）親友が ADHD をもっているとしたら，その親友に何を言いますか？

....
....
....

V　強み／内的資質に気付く

　誰でも皆，障害を克服する際に役立つ未開発のリソース（資源）をもっているものです。これまでずっとADHDを抱えてきたことは，この点ではプラスの効果をもたらしてきたかもしれません。逆境に対処してこなければならなかったために機知，忍耐，決断力という内的な強みが育つことがしばしばあります。他にもユーモアのセンス，親しみやすさ，思いやりなども身につけてきているかもしれません。

あなたがADHDと格闘しなければならなかった結果として発展させてきたプラスの性質はどのようなものがあると思いますか？

第2回 リーダーズマニュアル

時間の管理

時間を意識する・スケジュールを組む

ターゲットスキル
- たえず時計に目をやる（腕時計，置時計）
- 時間を見積もる
- スケジュール帳を選ぶ／購入する
- スケジュール帳を使って to-do リストを作り，スケジュールを組む

エクササイズ
- さまざまなタイプのスケジュール帳の良い点・悪い点を話し合う

ホームワーク
- 自分のスケジュール帳を評価する
- 時間を見積もる
- かかった時間の記録をつける

I　ホームワークの確認

　ここではホームワークの内容についてはあまり強調せず，**参加者がどのようにホームワークの計画を立て，取り組んだか**を主に強調します。ホームワークを**スケジュールに組み入れたかどうか**，それに実際に取り組んだのは**いつか**，そのプロセスは**どれほど最適なものであったか**を尋ねます。ホームワークそのものの回避，課題自体に関する不安（失敗に対する恐怖など）はもちろんのこと，時間を割り振り損ねた，必要な時間を少なく見積もってしまった，割り振った時間で最後までやり通すことができなかったといった問題にも注意します。出てきた問題のそれぞれについて，抵抗，敗北主義，パフォーマンス不安なども含め，可能性のある理由を考えます。

　ホームワークの内容に関しても，特にホームワークを行った結果として参加者が得た洞察については，どのようなことであれ思う存分語り合ってもらいます。

　そうして話し合われた点や問題点を活用して，次の学習内容の提示・話し合いへとスムーズに移行します。

Ⅱ 時間を意識する

　ADHDをもつ人は時間の経過をたどり，それに応じて自分の行動を調整することが難しいことが研究からわかっています。物事にかかる時間の長さを見積もるのに失敗しがちで，したがって雑用，宿題，事務仕事，事業計画などを完了させるのに十分な時間をとれないことがあります。なかには「希望的観測」を反映していると思われるものもあります。つまり退屈な仕事（請求書の支払など）を，実際よりも短い時間で完了できると信じてしまうのです。

　このことから，ADHDをもつ人は以下を実践してもっと時間の意識を発展させていく必要があります。

1. 腕時計をすること，自宅でも職場でも常によく見える場所に時計を置いておくことが必要。
2. **日々行う事柄**にかかる時間を見積もり，その後実際にかかった時間を計ることが必要。

> » セラピストメモ
> 　グループのなかでそのとき実際に腕時計をしている人は何人いるか尋ねます。おそらく多くの人が腕時計をしていないでしょう。腕時計をしていない人に，いったいなぜ腕時計をしないのか質問します。よくある答えのひとつが「必要ないんです。携帯電話がありますから」というものです。（**対応：携帯電話では簡単にすばやく時間を確認することができません。より「時間を意識」するようになるためには，時間を簡単にさっと確認できなくてはなりません。**）よくあることですが，ADHDを抱える成人は時間と「愛憎」の関係にあり，いったいどれほどの時間が経っているのかを知りたくないと思うのです。しかし腕時計なくしては，時間を思い通りに使いこなせるようにはなりません。

Ⅲ スケジュール帳を選ぶ・使用する

　参加者に，現在使用している，スケジュール帳，to-doリスト，アドレス帳を見せてもらいます。

スケジュール帳を選ぶ

　紙タイプとデジタル方式タイプのスケジュール帳についてそれぞれの良い点・悪い点を示します。パソコンが得意でない人には紙タイプのスケジュール帳が向いているでしょう。デジタル方式は，定期的にある予定を書き入れたり，約束や仕事を書き変えたり，to-doリストの項目を入れ込んだりといったことが楽にできます。デジタル方式のスケジュール帳のほうがコンパクトですっきりと使いこなせるかもしれません。スケジュール帳は持ち運びしやすく，毎日のto-doリストを書き込むスペースが十分にあることが必要不可欠です。

スケジュール帳を使うときの「掟(おきて)」

1. **スケジュール帳は，ひとつ所有し，ひとつだけにすべし。** ひとつのスケジュール帳を選んだら，それに専念し，忠実に守らなくてはなりません。
2. **スケジュール帳は，常に携帯すべし。** スケジュール帳は持ち運びできるものでなければなりません。約束の時間を確認し，すべきことを記入するために，常に携帯している必要があります。外で誰かとばったり出会って，約束をスケジュールに組み入れる機会が生じた場合にも，スケジュール帳がすぐに利用できるようにしてあることが必要です。
3. **約束の時間や仕事はすべてスケジュール帳に記入すべし！** そうすることで約束や仕事を完了させると確約するのです。約束や仕事はスケジュール帳に記入されてはじめて存在するのです。そうでなくては存在しないのであって，したがってそれがやり遂げられるということもまずないでしょう！
4. **毎日，朝，昼，晩に，スケジュール帳をチェックすべし！（計画なしで一日を始めてはいけない！）** スケジュール帳に書いたことは，定期的にチェックしなければ役に立ちません。毎日，何度も繰り返す習慣にしなくてはなりません。夜は，翌朝の移動，洋服，もっていかなければならない仕事の資料などを確認するために，スケジュール帳をチェックします。朝はスケジュール帳をチェックして，その日一日の予定を思い出し，そうすることで一日の始まりとともに「活動を本格的に開始」し，何も忘れていることがないようにします。また，昼にもスケジュール帳をチェックして，午前中の出来事を考慮して，午後の活動を変更し，改めて優先順位を付ける必要があります。**少なくとも1日に1回はスケジュール帳を更新し，完了していない項目のスケジュールを立て直す必要があります。** スケジュール帳をチェックすることを思い出すための合図を決めてください。たとえば，朝コーヒーを入れるとき，昼休みの最中，夜目覚まし時計をセットするとき，といったようにです。

▶覚えておこう

スケジュール帳に書かれていないことは，存在しない

IV to-doリストを使う

1. **平日に行うルーチンワーク（レポート作成，クライエントへの電話，会議，外回りの仕事など）に必要な時間を割り出す。** これらの仕事に費やした時間の記録を実際に1週間つけることで明らかになります（ホームワーク）。
2. **主なプロジェクト，クライエント，講座など，それぞれにto-doリストを作成する。** たと

えばプロジェクトA, プロジェクトB, プロジェクトCに取り組んでいるという場合は, A～Cそれぞれのto-doリストをもつことになるでしょう。スケジュール帳を確認して, あるクライアントやプロジェクトに割り当てた時間がきたら, その仕事のto-doリストを確認します。そうすれば何をしなくてはならないかがすべて即座にわかります。

　自宅でも同様です。家のことでしなくてはならない事柄のリストをそれぞれ分けて用意するとよいでしょう。たとえば, 修理が必要なことのリスト, 買い物に行ったときに購入すべき品物のリスト, ディナーパーティや休暇のために用意する事柄のリストというようにします。

　リングファイル式のスケジュール帳ならば, 種類ごとにタブをつけたリストを使うなどして, それぞれ管理することが簡単にできます。必要に応じて新しい用紙を挿入できるからです。デジタル式のスケジュール帳の場合は, 10件, 15件とたくさんのリストを設定することも簡単です。

3. **スケジュール帳の項目は, 完了したら即座に, 紙タイプならば完了のチェックを入れ, デジタルの場合には「削除／消去」します（これは非常に満足感を得られます！）。**

V　うまくスケジュールを組むコツ

1. 繰り返し行う仕事は毎回同じ時間に予定する（毎週末の請求書の支払い, 毎日の洗濯や皿洗いなど）。定期的なパターンが最もうまくいきます！
2. フリーで働いている人や在宅勤務の人はできる限り, 一定の執務時間内に仕事に関連したことのみを行うようにします。ちょっとした用事や気晴らしをしたいという誘惑に駆られても, 夕方まで, あるいは週末までおあずけにします。
3. 難しいこと, 大変なことをするのは, 最もやる気があると考えられるとき（たとえば検討中の問題点や計画について皆で熱心に話し合う会議の前後など）にするよう, 計画を立てます。
4. 自分は今とてもやる気があると感じたときには, まず最も困難な事柄に取り組みましょう。これまで最も長い間先延ばしにしてきた事柄, これを逃したらする機会は再びやってこない可能性が高い事柄などです。
5. 一方, 疲れているときには, 最もやさしいこと, あるいは「自動的」にできること, つまり積極的に考えたり努力したりするのが最低限で済むこと, さもなければ最も楽しいこと, 愉快なことを行ってください。
6. 難しい部分の半ばでやめてしまうことは決してしてはいけません。やめたことを再び始めることは, それこそずっと困難です。
7. 相当な精神的「慣らし運転」を要する事柄（執筆など）には, まとまった時間をスケジュールに組み込みます。
8. 小さな事柄は「すきま時間」にはめ込みます。たとえば列に並んで待っている間や, 車／

バス／地下鉄に乗っている間です（下のリスト参照）。
9. 計画通りにいかないことはありますが，そのような場合でも自分自身を叱りつけて時間を浪費するようなことはしてはいけません。立ち上がって，再び戻って進んで行けばいいのです！
10. スケジュールには必ず「休止時間」（リラックスタイム）を組み込みましょう。さもないと，「まったく息つく暇もない」という気持ちになり，スケジュールに嫌悪感を抱くようになってしまいます。

Ⅵ 「すきま時間」を利用する（待っている間にできる小さな仕事）

誰でも毎日「休止時間」があります。そうした小さな「時間の断片」を有効に活用することができます（そして後の貴重な時間を節約できます）。このような「すきま時間」にできることの例を挙げます。

- スケジュールを立てる。
- 封筒に宛名を書く／切手を貼る。
- リストを作る。
- 夕食，週末の予定，プレゼント，パーティに着て行くもの，仕事場で翌日するべきことを決める。
- プロジェクトやレポートのアイデアを練る。
- テープに録音した本を聴く。
- 渋滞中に道路沿いの商店や会社の場所を観察しておく。
- 良い本や新聞を携帯しておく。
- 心のなかで長期計画を立てる。これには毎週「それ専用の」時間も確保してください。

第2回 今回のまとめ

時間の管理

時間を意識する・スケジュールを組む

▶覚えておこう
- -
スケジュール帳に書かれていないことは，存在しない
- -

I　はじめに

　ADHDをもつ人の多くにとって，時間は厄介な問題です。仕事をやらなくてはならないときには時間が充分にありません。何かを待たなければならないときには時間がありすぎます。時間は敵のように感じる人も，謎のように感じる人もいます。しかし時間をうまく使い，管理することは，ほとんどの職業にとって，また何かをしようと努力する際には不可欠です。学生でも，整備士でも，主婦でも，CEOでも，外科医でも，成功するためには自分の時間を管理する必要があります。時間の管理について話すときには，ある仕事をするのにあなたが求める，あるいは求められているだけ効率的に，かつすばやく完了するのに必要なスキルやツールについて話すことになります。時間をよく意識していることは，時間をよく管理するための最初のステップです。ADHDをもつ人はかかる時間を見積もることが苦手であることが研究からわかっています。つまり，ある事柄にどれほど時間がかかるかを判断するのが苦手な可能性があるということです。またある事柄に取り組んでいるときにどれほどの時間が経過したかを判断することも苦手かもしれません。

II　時間の意識を改善する

　これは，一に練習，二に練習，とにかく練習を必要とするスキルです。今週も，そして来週以降も，このプログラム中ずっと，エクササイズとしてあなたの毎日の活動に必要な時間を記録していくことになります。いささか骨の折れる仕事かもしれませんが，時間をよりよく管理できるようになるために非常に役立つでしょう。効率よく予定を立てるためには，物事を完了させるのに自分はどれくらいの時間が必要か，正確で，妥当な見当をつける必要があります。

Ⅲ 時計を常にそばに

　時計が目に見える範囲に常にあるのでなければ，時間をうまく管理することは不可能です。あなたをじっと見つめる時計がどの部屋にもあれば，「何時かわからなかった」などとは断じて言えなくなります。実際に時計を見なくても正確に時間の経過がわかると思ってしまうと問題に陥るのです。ときどき自分自身を試してみましょう。時計を見ずに，今何時かあてられるかどうかやってみてください（たとえば，最後に時間を確認してから，何をしていたか振り返って考え，時間を予想します）。練習すれば，時間がどれほど経過したかを見積もるのがどんどんうまくなっていくのに気づくことでしょう。時間というのは，その経過を集中して追っていないと，知らない間に過ぎていってしまうものなのです。

Ⅳ　スケジュール帳を使うときの「掟（おきて）」

1. **スケジュール帳は，ひとつ所有し，ひとつだけにすべし**。ひとつのスケジュール帳を選んだら，それに専念し，忠実に守らなくてはなりません。

2. **スケジュール帳は，常に携帯すべし**。スケジュール帳は持ち運びできるものでなければなりません。約束の時間を確認し，すべきことを記入するために，常に携帯している必要があります。外で誰かとばったり出会って，約束をスケジュールに組み入れる機会が生じた場合にも，スケジュール帳がすぐに利用できるようにしてあることが必要です。

3. **約束の時間や仕事はすべてスケジュール帳に記入すべし！**　そうすることで約束や仕事を完了させると確約するのです。約束や仕事はスケジュール帳に記入されてはじめて存在するのです。そうでなければ存在しないのであって，したがってそれがやり遂げられるということもまずないでしょう！

4. **毎日，朝，昼，晩に，スケジュール帳をチェックすべし！**（計画なしで一日を始めてはいけない！）スケジュール帳に書いたことは，定期的にチェックしなければ役に立ちません。毎日，何度も繰り返す習慣にしなくてはなりません。夜は，翌朝の移動，洋服，もっていかなければならない仕事の資料などを確認するために，スケジュール帳をチェックします。朝はスケジュール帳をチェックして，その日一日の予定を思い出し，そうすることで一日の始まりとともに「活動を本式に開始」し，何も忘れていることがないようにします。また，昼にもスケジュール帳をチェックして，午前中の出来事を考慮して，午後の活動を変更し，改めて優先順位を付ける必要があります。**少なくとも1日に1回はスケジュール帳を更新し，完了していない項目のスケジュールを立て直す必要があります。スケジュール帳をチェックすることを思い出すための合図を決めてください。たとえば，朝コーヒーを入れるとき，昼休みの最中，夜目覚まし時計をセットするとき，といったようにです。**

V　スケジュールを組む

スケジュールを組み，スケジューリングツールを使うことができるようになるということは，実は単に整理することのひとつの形にすぎません。ここではいくつかの方法を紹介しますが，あなた自身の役に立つ方法を見つける必要があるでしょう。とはいえ，何らかの方法をもち，それを**毎日活用する**ことは必須です。

短期的スケジュール

「短期的スケジュール」とは次のとおりです。

- 約束はすべて記録する
- することはすべてスケジュールに組み込む
- 完了していないことはすべて次の期間へ持ち越す
- スケジュールは毎日見直し，最新の状態にする
  ——**このための時間を決め，毎日その時間に忠実に実行しましょう。**

うまくスケジュールを組むコツ

1. 繰り返し行う仕事は毎回同じ時間に予定する（毎週末の請求書の支払い，洗濯，皿洗いなど）。**定期的なパターンが最もうまくいきます**！
2. フリーで働いている人や在宅勤務の人はできる限り，一定の執務時間内に仕事に関連したことのみを行うようにします。ちょっとした用事や気晴らしをしたいという誘惑に駆られても，夕方まで，あるいは週末までおあずけにします。
3. 難しいこと，大変なことをするのは，最もやる気があると考えられるとき（たとえば検討中の問題点や計画について皆で熱心に話し合う会議の前後など）にするよう，計画を立てます。
4. 自分は今とてもやる気があると感じたときには，まず最も困難な事柄を行いましょう。これまで最も長い間先延ばしにしてきた事柄，これを逃したらする機会は再びやってこない可能性が高い事柄などです。
5. 一方，疲れているときには，最もやさしいこと，あるいは「自動的」にできること，つまり積極的に考えたり努力したりするのが最低限で済むこと，さもなければ最も楽しい／愉快なことを行ってください。
6. 難しい部分の半ばでやめてしまうことは決してしてはいけません。やめたことを再び始めることは，それこそずっと困難です。
7. 相当な精神的「慣らし運転」を要する事柄（執筆など）には，まとまった時間をスケジュールに組み込みます。
8. 小さな事柄は「すきま時間」にはめ込みます。たとえば列に並んで待っている間や，車／バス／地下鉄に乗っている間です（下のリスト参照）。
9. 計画通りにいかないことはありますが，そのような場合でも自分自身を叱りつけて時間を浪

費するようなことはしてはいけません。立ち上がって，再び戻って進んで行けばいいのです！
10. スケジュールには必ず「休止時間」（リラックスタイム）を組み込みましょう。さもないと，「まったく息つく暇もない」という気持ちになり，スケジュールに嫌悪感を抱くようになってしまいます。

Ⅵ 「すきま時間」を利用する（待っている間にできる小さな仕事）

誰でも毎日「休止時間」があります。そうした小さな「時間の断片」を有効に活用することができます（そして後の貴重な時間を節約できます）。このような「すきま時間」にできることの例を挙げます。

- スケジュールを立てる。
- 封筒に宛名を書く／切手を貼る。
- リストを作る。
- 夕食，週末の予定，プレゼント，パーティに着て行くもの，仕事場で翌日するべきことを決める。
- プロジェクトやレポートのアイデアを練る。
- テープに録音した本を聴く。
- 渋滞中に道路沿いの商店や会社の場所を観察しておく。
- 良い本や新聞を携帯しておく。
- 心のなかで長期計画を立てる。これには毎週「それ専用の」時間も確保してください。

第2回 ホームワーク

時間の管理

時間を意識する・スケジュールを組む

I　現在使っているスケジュール帳を評価し，（必要ならば）新しいものにする

スケジュール帳はひとつで十分。今すぐ決めましょう。

あなたが現在使っているスケジュール帳に，次の不可欠な性質が備わっているかどうか，空欄にチェックを入れてください。

....　持ち運びが容易。毎日携帯できる。

....　**自分にとって**使いやすい。たとえばコンピュータに抵抗がある人ならば，PDA 端末は最善とはいえないでしょう。

....　**毎日の** to-do リストと長期プロジェクトのリストが書けるよう，スペースが十分にある。

....　簡単にアップデート可能。日付の入った予定表（カレンダー），アドレス欄，to-do リストがあって，取り外して入れ替えができるシートがある。

あなたのスケジュール帳がこれらの特徴にあてはまらない場合は，新しいものを買ってください。次のセッションまでに！

II　時間の意識を高める（時間を見積もるエクササイズ）

以下の各項目について，通常どれくらいの時間がかかると思うか，書き込んでください。最後の空白の行には，あなたが毎日する事柄をいくつか書き入れます。次にこれらのことを行う機会がきたときに，かかった時間を実際に計り，右の欄に時間を記録してください。

	かかる時間の予想（分）	開始時刻（ ： ）	終了時刻（ ： ）	実際にかかった時間（分）
仕事に出かける支度をする				
通勤（通学，買い物など）時間				
夕食の支度				
郵便物の仕分け				
銀行へ行く				

	かかる時間の予想（分）	開始時刻（　：　）	終了時刻（　：　）	実際にかかった時間（分）
メールを読む				
仕事の手紙を準備する				
請求書の支払				
毎日の電話の折り返し				
洗い終わった食器の片づけ				
皿洗い				
犬の散歩				
運動（行き帰りの移動時間も）				

III　時間はどこへ行ってしまうのか？（時間を記録するエクササイズ）

　時間が今，何に消えているかを知らないことには，時間の管理の仕方を変えることは困難です。時間はどこへ行ってしまうのか？　この問いに答えるために，この演習では平日の1日を選んで，その日することすべてについて分析していただきます。つまり，あなたの活動をすべて記録し，それを記入するのです。スケジュール帳に，1時間ごとに時間帯を区切って，まずは起きる，通勤，職場へ到着などから始めて，時間をリストアップしていくと便利でしょう。スペースが足りないと思えば，記入を始める前にカレンダーのページのコピーをとっておいてください。次のページの用紙を用いてもかまいません。次のように記入します。

　　　　9：00～10：00　　　書類の処理
　　　10：00～11：00　　　eメール
　　　11：00～12：00　　　会議
　　　12：00～13：00　　　昼食

1時間ごとに少なくとも1つは書き入れ，就寝時間までずっと続けてください。

毎日の活動記録（時間を記録するエクササイズ）

日付：＿＿＿＿＿＿＿＿＿＿＿＿＿＿＿＿

時間	活動
5:00 ～ 6:00	
6:00 ～ 7:00	
7:00 ～ 8:00	
8:00 ～ 9:00	
9:00 ～ 10:00	
10:00 ～ 11:00	
11:00 ～ 12:00	
12:00 ～ 13:00	
13:00 ～ 14:00	
14:00 ～ 15:00	
15:00 ～ 16:00	
16:00 ～ 17:00	
17:00 ～ 18:00	
18:00 ～ 19:00	
19:00 ～ 20:00	
20:00 ～ 21:00	
21:00 ～ 22:00	
22:00 ～ 23:00	
23:00 ～ 24:00	
24:00 ～ 1:00	
1:00 ～ 2:00	
2:00 ～ 3:00	
3:00 ～ 4:00	
4:00 ～ 5:00	

第3回 リーダーズマニュアル

時間の管理

対処しやすくする・自分に報酬を与える

ターゲットスキル
- 大きな仕事，嫌な仕事を対処しやすく分解する
- 随伴性自己強化

エクササイズ
- 複雑なこと，困難なことを小さく分ける
- 自分へのごほうびのリストを作成する

ホームワーク
- 小さな仕事（1時間かからない程度）をひとつ以上スケジュールに組み込み，完了させる
- 必要に応じて，時間を見積もるエクササイズ，かかった時間を記録するエクササイズを続ける

今日は「報酬」を用いて気が重いタスクをより楽しいものにすることについてお話しします。繰り返しが多く単調な仕事，退屈な仕事，長ったらしい仕事，骨が折れる仕事などは，ADHDをもつ人にとっては特に困難です。そうした仕事に対処するために非常に効果的なのが，仕事を無理なく取り組める程度の「まとまり」に分解し，「まとまり」が完了するごとに自分自身に報酬を与えるというやり方です。

▶覚えておこう

始められないでいるなら，最初のステップが大きすぎるのだ

この標語はいやおうなしの真実です。つまり，自分がしようと思っていることの大きさ（あるいは費やすつもりでいる時間）を，これなら容易に成し遂げられると感じられる程度まで引き下げる必要がある，ということです。

例1：机の上に書類の山があって,目を向けるのもいやだ。ましてやそれを整理するなどとても無理だと感じているとしたら,その仕事をするのにはたして何分間くらいなら楽に耐えられるか考えてください。たとえば1時間に決めたとします。さあ,3時間が経過しましたが,まだその仕事に取りかかっていません。このとき明らかに,その仕事に60分費やすのはまだ長すぎるのです。そこで30分にしようと,改めて自分で決めます。それでもまだ始めていませんか？　それでは,15分だけにしましょう。タイマーで15分を計ってもかまいません。**要するに,それくらいの長さなら,この仕事に取り組んでも「まったく平気」だと感じられ,そして実際に取り組み始めるところまで,時間を減らし続けていくのです。**決めた時間が終了したとき,もしそれに「熱中」しているのなら,もちろんそのまま続けてかまいません（おそらく続けることになるでしょう）。**そうならなかった場合は,次回その仕事にまた取り組む時間（少なくとも今回と同じ時間の長さ）をスケジュールに組み込みましょう。**

　例2：どうも楽しくなくてずっと避けてきた,水漏れ修理か何か,家の修繕をしなければならないとしましょう。ここでの役立つアプローチとして,最初のステップはその仕事を完了させるのに必要な材料を集めてすぐにわかる場所に置いておくだけということにします。同様に,家具や家電製品を組み立てなければならないとしたら,まずは説明書を読み必要なことは何かを確かめるだけにします。仕事上の手紙を書かなければならないという場合は,必要となるであろうファイル・書類を集めます。これにはふたつの機能があります。そうすることでその仕事に取りかかることができます。そしてそれが目に見える形での手がかりとなって,その仕事に取り組むことを思い出すことができるのです。

　ADHDをもつ人は長距離走者ではなく「短距離走者」だといえるでしょう。したがって,そのつもりで時間を設定・管理しなくてはなりません。つまり,一度に少量のことだけをする計画を立てるのです。

　他にも,報酬を利用する方法として,以下のようなものがあります。

1. **困難なことや不快なこと（またはその一部）を終えた後に,自分自身に報酬（「強化子」）を与える計画を立てる（「随伴性自己強化」）**。報酬は,散歩をする,友達に電話をする,インターネットをする,本や雑誌を読む,テレビの番組をひとつ観る,音楽を聴く,おやつを用意する,運動する,熱いお風呂に入るなど自分の好きなことから選んでかまいません。何かを始めること,あるいは完了させることに苦労しているのならば,それを終えたらすぐに手に入れられるような報酬を考えてみてください。
2. **自然に発生する強化子を利用する**。たとえば仕事で書類を書くことと同僚に電話をかけることがあって,自分としては書くことよりも人に話をすることのほうがずっと楽しいとしたら,まずは書類を書き,その後なら電話をかけてもよいことにするのです。このように,そもそも困難なことと容易なことを,あるいは退屈なことと面白いことを一日のなかで交互に入れてみましょう。
3. **嫌いなことと楽しいことをふたつでひと組にする**。仕事や活動によっては,より楽しい出

来事や状況とペアにすると（すなわち，同時に行うようにすると）比較的耐えやすくなります。たとえばテレビやビデオを観たり，音楽を聴いたりしながらエクササイズをするといったことです。快適なソファに身体を丸めて座って仕事の書類を読んだり，陽気な音楽を聴きながら家の掃除をしてもいいでしょうし，友達と電話でおしゃべりしながら食器洗い機に食器を入れたり調理台を片づけたりすることもできます。また，困難な仕事を仕上げるために効率的なソフトウェアを使用することを考えてもいいでしょう（オンラインで請求書の支払いをする，確定申告ソフトを使うなど）。

4. **誰かに協力を求める。**不快な仕事に取り組んでいる間誰かにそばで待機していてもらったり，あるいは一緒に取り組んでもらったりします。

エクササイズ 1　大きな仕事を対処できる「まとまり」に分解する

グループの参加者に，取りかかったり完了したりに苦労したプロジェクトの例を挙げてもらいます。個人的なことでも，仕事中のことでもかまいません。誰からも自発的に申し出がない場合には例を挙げます（たとえば，家全体の掃除や修繕をする）。その仕事をいくつかに分解し（たとえば内容によって分解するならチリを払う，掃除機をかける，漆喰をぬるなど，場所によって分解するならお風呂場，屋根など），分解したものをスケジュールに組み込み，それぞれの部分が完了したら随伴性自己報酬を計画する方法を具体的に説明します。

エクササイズ 2　自分への報酬のリストの作成

参加者に紙を1枚ずつ渡し，自分にとってのちょっとした報酬（所要時間30分以下）と，もうすこし大きな報酬（所要時間1，2時間）をリストアップしてもらいます。

> » セラピストメモ
>
> 　各参加者の記入量をざっと確認してください。報酬となる活動をまったく同定できない場合，その人が抑うつ状態にあることがしばしばあります。

自宅で時間に関するエクササイズを続ける

「時間を見積もるエクササイズ」を続ける

時間を見積もる能力を高めたいという人には，「時間を見積もるエクササイズ」を続けることが役に立つことを強調します。自宅で続けるためにエクササイズの用紙を追加で配布するとよいでしょう。

「時間を記録するエクササイズ」を続ける

「時間を記録するエクササイズ」を続けると，自分がどのように時間を使っているかを明確に把握し，時間配分の変更の計画がうまくいっているか測定するのに役立つでしょう。

第3回　今回のまとめ

時間の管理

対処しやすくする・自分に報酬を与える

▶覚えておこう

始められないでいるなら，最初のステップが大きすぎるのだ

　繰り返しが多く単調な仕事，退屈な仕事，長ったらしい仕事，骨が折れる仕事などは，ADHDをもつ人にとっては特に困難です。そうした仕事に対処するために非常に効果的なのが，仕事を無理なく取り組める程度の「まとまり」に分解し，「まとまり」が完了するごとに自分自身に報酬を与えるというやり方です。

例：どうも楽しくなくてずっと避けてきた，水漏れ修理か何か，家の修繕をしなければならないとしましょう。ここでの役立つアプローチとして，最初のステップはその仕事を完了させるのに必要な材料を集めてすぐにわかる場所に置いておくだけということにします。これにはふたつの機能があります。そうすることでその仕事に取りかかることができます。そしてそれが目に見える形での手がかりとなって，その仕事を完了させることを思い出すことができるのです。

1. **困難なことや不快なこと（またはその一部）を終えた後に，自分自身に報酬を与える計画を立てる。**報酬は，散歩をする，友達に電話をする，インターネットをする，本や雑誌を読む，テレビの番組をひとつ観る，音楽を聴く，おやつを用意する，運動する，熱いお風呂に入るなど自分の好きなことから選んでかまいません。何かを始めること，あるいは完了させることに苦労しているのならば，それを終えたらすぐに手に入れられるような報酬を考えてみてください。
2. **自然に発生する強化子を利用する。**たとえば仕事で書類を書くことと同僚に電話をかけることがあって，自分としては書くことよりも人に話をすることのほうがずっと楽しいとしたら，まずは書類を書き，その後なら電話をかけてもよいことにするのです。このように，そもそも困難なことと容易なことを，あるいは退屈なことと面白いことを一日のなかで交互に入れてみましょう。
3. **嫌いなことと楽しいことをふたつでひと組にする。**仕事や活動によっては，より楽しい出来

事や状況とペアにすると（すなわち，同時に行うようにすると）比較的耐えやすくなります。たとえばテレビやビデオを観たり，音楽を聴いたりしながらエクササイズをするといったことです。快適なソファに身体を丸めて座って仕事の書類を読んだり，陽気な音楽を聴きながら家の掃除をしてもいいでしょうし，友達と電話でおしゃべりしながら食器洗い機に食器を入れたり調理台を片づけたりすることもできます。また，困難な仕事を仕上げるために効率的なソフトウェアを使用することを考えてもいいでしょう（オンラインで請求書の支払いをする，確定申告ソフトを使うなど）。

4. **誰かに協力を求める**。不快な仕事に取り組んでいる間，誰かにそばで待機していてもらったり，あるいは一緒に取り組んでもらったりします。

第3回 ホームワーク

時間の管理

対処しやすくする・自分に報酬を与える

ステップ1
これまで延期してきたこと・避けてきたこと・先延ばしにしてきたことを1つ選びます。単純で，1時間かからずに楽に完了できそうなことを選んでください。

ステップ2
その仕事にかかる時間を見積もり（分），スケジュール帳を使って適切にスケジュールに組み入れます。

ステップ3
その仕事を完了したときに自分自身に与えるちょっとした楽しい報酬を計画してください。

ステップ4
時間を計って，その仕事を完了し，適切に自分自身に報酬を与えてください。

ステップ5
次ページの「時間記録用紙」に記入してください。

これがうまくいったなら，これまで先延ばしにしてきた別のことに，同じステップで取り組んでください。うまくいかなかったなら，何がうまくいかなかったのか記録用紙に書き記します。そして，再び挑戦です！

「時間を見積もるエクササイズ」と「時間を記録するエクササイズ」も忘れずに続けましょう。練習すれば時間の管理スキルは上達します。

時間記録用紙

取り組む事柄	かかる時間の予想（分）	予定の実行日時（ 月 日 時）	完了したか？（できた／できなかった）	実際にかかった時間（分）
タスク1				
タスク2				

うまくいきましたか？　何か問題は？

タスク1

タスク2

時間を見積もるエクササイズ

　時間を見積もるスキルを伸ばすには，継続して練習することが必要です。時間の見積もりが得意になるためには，時間に正確になりたいと思う仕事や活動を選んで時間を計ります。空欄にはあなたにとって特に気にかかっていることを書き加えてください。（必要に応じてコピーを取って欄を増やしてください。）

	かかる時間の予想（分）	開始時刻（　：　）	終了時刻（　：　）	実際にかかった時間（分）
仕事に出かける支度をする				
通勤（通学，買い物など）時間				
夕食の支度				
郵便物の仕分け				
銀行へ行く				
メールを読む				
仕事の手紙を準備する				
請求書の支払				
毎日の電話の折り返し				
洗い終わった食器の片づけ				
皿洗い				
犬の散歩				
運動（行き帰りの移動時間も）				

毎日の活動記録（時間を記録するエクササイズ）

日付：

時間	活動
5：00～ 6：00	
6：00～ 7：00	
7：00～ 8：00	
8：00～ 9：00	
9：00～ 10：00	
10：00～ 11：00	
11：00～ 12：00	
12：00～ 13：00	
13：00～ 14：00	
14：00～ 15：00	
15：00～ 16：00	
16：00～ 17：00	
17：00～ 18：00	
18：00～ 19：00	
19：00～ 20：00	
20：00～ 21：00	
21：00～ 22：00	
22：00～ 23：00	
23：00～ 24：00	
24：00～ 1：00	
1：00～ 2：00	
2：00～ 3：00	
3：00～ 4：00	
4：00～ 5：00	

第4回 リーダーズマニュアル

時間の管理

優先順位づけと to-do リスト

ターゲットスキル
- 優先順位を見きわめる
- スケジュール帳を使って優先順位をつける

エクササイズ
- to-do リストの項目をスケジュールへ組み込む

ホームワーク
- 重要性‐緊急性の表を記入する
- 一週間分の to-do リストの項目のスケジュールを組む

▶覚えておこう

何事も優先順位にしたがって行いなさい

» セラピストメモ

　ホームワークの確認の前に2，3分時間をとり，次の点（前回セッションの内容）を見直します。
スケジュールの組み方の「原則」
1. その仕事をするのにかかる時間を見積もる（大きな仕事の場合は，小さく分解する）
2. することをスケジュール帳に書き入れる。このとき必ず十分な時間を見込んでおく
3. 仕事の後に自己強化（報酬）を計画する（そのための時間もとっておく）

I　なぜ優先順位をつけることが重要なのか

　すべてのことをするのに十分な時間などありません。したいと思うことすべてを成し遂げるには1日24時間ではとうてい足りないことはわかりきっています。ADHD のあるなしにかか

わらず，ほとんどの人が，自分の to-do リストの全項目に着手することはまずないでしょう。ですから最も重要なことを最初に行うことが非常に重要なのです。

ADHD をもつ人は優先順位をつけておかなくては，その時その瞬間のことだけで反応してしまうでしょう。優先順位をつけることは，ADHD をもつ人にとって特に重要です。ADHD をもつ人はとにかくその瞬間に最も刺激的なこと，差し迫ったことに関心を向けてしまう傾向がとても強いことがあるからです。そのような衝動を積極的に抑制する必要があるでしょう。そしてその場合，優先順位の高い事柄にすでに取りかかっていて，それを明確に心に抱いていることが役に立つでしょう。

II 優先順位の決定の仕方

何をいちばん最初にすべきかを決定する際には，次のようなことを考慮しなければなりません。

緊急性／期限

締め切りが近い事柄。カレンダーを見ながら，自分自身に尋ねてみてください。「これは，いつしなければならないのだろうか？」

重要性

差し迫ったことにばかり注意を向けていると，いつも「火を消してまわっている」かのように感じるようになってしまいます（これは実際，ADHD をもつ人に共通する経験です）。**ここでの重要な鍵は，自分自身の短期的目標と長期的目標にとって最も重要なのは何かをよく考えることです。**

たとえば職場では「社内の」プロジェクトに時間を費やしているよりも，その時間を使って売り上げを直接的に向上させることをする（たとえば買ってくれそうなお客に売り込み電話をかけるなど）ほうが，業績にとっても仕事の評価にとっても重要かもしれません。

個人の目標，価値，目的

自分自身の長期的目標と価値を考慮する必要があります。たとえば長期的目標が作家あるいは作曲家になることであり，会社で働くのは単に「生活のため」だとしたら，早朝でもいつでもかまいませんが，自分にとって最も良い時間を創造的なプロジェクトにあてられるようにして，そのためには会社の仕事は必要なことだけをするようにしたいと思うかもしれません。

人間関係：家族や友人と一緒にどれほどの時間を過ごすかということに重要な価値があるという人なら，夕方の決まった時間に自宅で一緒に過ごしたり，週末を一緒にすごすために一定の時間を確保しておいたりすることを優先したいと思うかもしれません。

運動：運動も，長期的には重要性が非常に高いけれども，短期的な重要性は比較的低く，緊

急性はまったくない個人的目標の例です。健康への長期的重要性に基づいて毎日のスケジュールのなかで運動を優先することをしなくては，いつか運動に取りかかるようになる可能性はまずなさそうです。実際，長期的な健康にとって重要な活動の多くに同じことがいえます。

効率と実行可能性

　時間の計画を立て，毎日の活動を計画的にするには，多少なりとも効率的な方法があります。ひとつの方針として，**似たものを一緒にしてグループ分けする**ことがあります。たとえば何本か電話をかけなくてはならないとします。その場合，スケジュール帳のリストで電話をかける予定をひとつにまとめ，一度にすべてすませてしまうとよいかもしれません。同様に，買い物など出かけなくてはならない用事がある場合には，ひとつの品物だけのためにわざわざ出かけていくのではなく，一度出かけるときに近い店すべてに行くように計画を立てるのです。

　「すきま時間」を有効に活用するよう計画しましょう（第2回を参照）。簡単な例を挙げるなら，パスタを作っていて，お湯が沸くまではパスタについて何もできることがないとわかっているのなら，まずいちばんに鍋を火にかけ，そのうえでお湯が沸くのを待つ間に別のステップ（サラダを作るなど）をするということです。

最初に何をしたらいいか，まだ決めかねているとしたら…

　優先順位をつけるためのもうひとつの方法は，**「今日私は何をやり遂げたら良い気分になるだろうか？」**とただ自分自身に聞いてみることです。

　優先順位はその日を過ごしていくうちに変わります。どれくらいやり終えたか，新たにどのような仕事や問題が生じたかによって変わってくるのです。昼にスケジュール帳を見直すときに，その日それからすることの優先順位について何か調整しておかなければならないことはないか，リストも見直しておくとよいでしょう。

> » セラピストメモ
>
> 　ADHDをもつ人は，スケジュール帳を使って仕事，活動などを予定することに気が進まない，あるいは抵抗する理由として，しばしばふたつのことを挙げます。ひとつは自由に「何をしてもいい」時間をたくさん確保しておきたいというものです。この場合の「何をしてもいい」機会というのはまったくの幻想であること，何も計画を立てないということは多くの場合，何も終わらないことになるだろうということを，参加者が認識できるよう助けることが重要です。繰り返しになりますが，「スケジュール帳に書かれていないことは，存在しない」というのが実情なのです。予定を書くのに気が進まない理由のもうひとつは，スケジュール帳の決まった日・時間に完了すべきことを書いておいたら，一日の終わりにスケジュール帳を見て，あらためて自分はto-doリストの項目を完了しなかったという証拠に直面しなければならなくなったときに挫折感や意欲喪失を駆り立てることになるだろうという恐怖です。この場合セラピストは参加者を支援し，参

加者は新しいツールを獲得しつつあり，それはスケジュール帳に書いたことの完了に成功しやすくするのに役立つものとなること，またそのためには，どのように時間を使ったか，スケジュールにあまりにも多くの項目を組み込みすぎてはいなかったかなどを見直すことが役立つことを強調します。

エクササイズ 優先順位をつけ，スケジュールに組み込む

1. **参加者の誰かにto-doリストの項目を挙げてもらいます**。掲示板には1週間分のカレンダーを用意します。1日を縦長にとって7日分を横に並べ，それぞれを午前，午後，夜の3つのブロックに分けます。申し出てくれた参加者からの情報を用いてto-doリストの項目を1週間のカレンダーの適切な場所に移します。このとき，今回のセッションの内容はもちろんのこと，時間を見積もる，複雑な仕事・嫌な仕事は小さく分解し，その後に続けて強化子となる予定を入れるという，これまでに出てきたスケジュールの原則のすべてをできる限り適用していきます。

2. **誰も申し出てくれる人がいなかった場合**，以下のような項目のリストを使って取り組みます。まずは一日分のスケジュールを組み，「あふれた分」は必要に応じて翌日以降に回す形にします。

   午前11:00 上司と打合せ　　　　　　　一日のスケジュールを確認（2回）
   同僚と昼食　　　　　　　　　　　　　午後8:00 友達の誕生日で食事に行く
   午後4:00 資料の印刷の最終期限　　　　誕生日カードを買う
   印刷に回す前に原稿の校正　　　　　　映画のチケットを注文
   手紙を郵送する　　　　　　　　　　　次の火曜日の打合せのために予算案を完成させる
   午後1:30 子どもの先生と電話で相談　　クライエントAに電話
   牛乳を買う　　　　　　　　　　　　　クライエントBに電話
   上司との午前11:00の打合せ資料を準備　新しいプロジェクトのための事業計画をまとめる

重要性－緊急性の表

優先順位を考える方法として，次の表を利用する方法があります。これはステファン・コーベイ（1989）の非常に好評の書籍，『七つの習慣』から引用したものです。

	緊急性あり	緊急性なし
重要	I　重要で緊急	II　重要だが緊急でない
重要でない	III　重要でないが緊急	IV　重要でなく緊急でない

Grid reprinted with permission of Franklin Covey Co.

Ⅰ 重要で緊急

　最も優先順位が高い事柄です。たとえば子どもが病気で，仕事を休んで家にいなくてはならない，といったことです。ほかにも上司に代わって厳密な締め切りのある報告書を用意しなければならない，期限までに大学院の願書を提出しなければならない，最終試験あるいは免許や資格試験の準備をしなければならない，といったこともそうです。明らかに最重要事項であり，先延ばしにすることはできません。

Ⅱ 重要だが緊急でない

　重要な個人的目標に専念する，人間関係を育むといったことで，先に述べたように概して長期的な職業上の成功や個人的な幸せや成長に関係する事柄です。長い目で見て，本人が人生に満足できるかどうかを決定するうえできわめて重要なことでしょう。しかし日々の生活の中では緊急性に欠けるため，ないがしろにされたり，脇に追いやられたり，表のⅠとⅢにあたる事柄に追われ，圧倒されてしまう可能性が最も高い事柄です。

Ⅲ 重要でないが緊急

　意識して努力しなくては，これにあたる事柄に一日の大半を費やしてしまうこともあります。日常の意識に最も大きく影響するきわめて顕著で明白な必要性であるという点で，ADHDをもつ人にとって特に危険です。電話がかかってくる，邪魔が入る，メールがくるなどがそうです。なかには重要なものもあるかもしれませんが，どちらかというと，他の人が緊急に必要としていることである場合のほうが多いでしょう。たとえば事務書類を締切までに仕上げて提出する，今日の午後のスタッフ全員出席の会議に出席するなどです。こうしたことをしている間は忙しく感じるかもしれませんし，傍からもそう見えるでしょう。しかし，必ずしも何かたいしたことを成し遂げているわけではありません。

　そうならないように，つまり仕事やプロジェクトを期限がくるまでに完了させようと積極的に計画を立てるのでなければ，たちまち緊急のことに取り組むだけで一日が終わってしまう毎日になりかねません。絶えず火を消してまわることに明けくれることになります！

Ⅳ 重要でなく緊急でない

　当然のことながら優先順位が低い事柄です。職場なら単純に時間の浪費というものもあるでしょう。家庭では「いつかできればいい」ことになるかもしれません（寝室の模様替えなど）。多くの場合魅力的な計画，楽しい活動ですから，ADHDをもつ人がこうしたことに時間と関心をつぎ込み，より重要で緊急性の高いことをないがしろにしてしまうという危険は高いのです。その場合，休憩時間・息抜きの活動として予定してみましょう。この他にこのカテゴリーに分類されるものとして，他の人に容易に委任できてしまう事柄もあるでしょう。それともあらためて再評価し，優先順位のリストから完全に除外すべき項目かもしれません。

第4回 今回のまとめ

時間の管理

優先順位づけと to-do リスト

▶覚えておこう
- -
何事も優先順位にしたがって行いなさい
- -

to-do リストを作り，優先順位をつける

スケジュール帳に予定を書き込むだけでなく，次の点も欠かせません。
- 毎日と一週間ごとの to-do リストを作ること。
- リストに優先順位をつけること。

整理整頓の専門家の勧めによると，自分がする必要のあることを，その緊急性にかかわらず，**何もかもすべて**書き記す場所をもつべきだそうです。そうすれば忘れられることはありません。しかしそのままではページはすべきことでいっぱいになり，どのように行うのか，何の計画もなく整理されないままです。この全体リストは毎日見直します。各項目の横に優先順位や緊急性を示す順位（1，2，3やA，B，Cなど）を記すとよいでしょう。全体リストから最も優先順位の高い項目を取り出し，一日ごと，または一週間ごとの to-do リストを作ります。そしてその項目をスケジュール帳の予定に組み込むのです。

まとめると，以下のことを行います。

- 優先順位と類似性によってすべきことを分類する（似ていることは一緒にまとめてすれば必要な準備が一度で済むので所要時間が短くて済みます。たとえば電話をかける用事を一度に済ませる，書類を何通かまとめてタイプする，請求書は何枚かまとめて支払う）。
- 「今すぐ／早めに／後で」，「A／B／C」など自分のわかりやすい優先順位のルールを決めて使用する。

優先順位の10のコツ

1. 必要な時間を見積もり，それにしたがってスケジュールのなかで時間を配分します。
2. 集中して専念することが必要な事柄は，まとまった時間をとってスケジュールに組み込みます。いったん何かに取り掛かると，そのままもっと時間を使いたいと思うことがあります。時間を計画する際には自然なはずみをうまく利用してください。
3. 最も効率よく進めるために，似ていることを一緒にまとめてスケジュールを組みます（たとえば出かける用事は近い場所どうし一度にまとめて行くように計画します）。
4. 自分の体内時計を考慮します。最もはつらつとしててきぱき行動できるときに，より難しく厄介な事柄を予定するようにします。
5. より簡単で楽しい事柄（たとえば電話，eメールなど）は，より困難なこと・厄介なことを完了した後の報酬としてスケジュールに組み込むようにします。大変なタスクと容易なタスクを交互にするようにします。
6. 可能ならば嫌な仕事と楽しい活動を組み合わせて行うとよいでしょう。

    例）テレビを観ながら，エクササイズをする
    　　電話をかけながら，食器洗い機にお皿を入れる
    　　陽気な音楽を聴きながら，大掃除をする

7. 人付き合いなどの職務以外のことや，家庭の用事は，就業時間外（たとえば午後5時以降や週末）に限定します。
8. 常に一日の仕事に優先順位をつけ，毎朝物事に取り掛かる前に，優先順位リストの最初の事柄を見直す。優先順位から外れたことをしたい誘惑には精一杯，力を尽くして抵抗を試みましょう。優先順位は，次の点にしたがってつけます。

    緊急性／期限
    重要性
    長期的目標と価値
    効率と実行可能性

9. 常にスケジュール帳を携帯します。
10. 次の言葉を忘れずに。

始められないでいるなら，最初のステップが大きすぎるのだ

　　（すなわち，その仕事を小さく対処しやすく分解するのです）。

第4回 ホームワーク

時間の管理

優先順位づけと to-do リスト

エクササイズ1

　このエクササイズを用いて，現在の力の配分，時間の配分が長期的な目標と価値に本当に一致しているかどうかをよりよく判断できるようになりましょう。

ステップ1

　今回学習した表（次ページ）に，現在あなたにとって，この表の各欄に該当する事柄の主なものを書き記します。

ステップ2

　表の各欄ごとに，それぞれあなたの総時間のうち何パーセントが費やされているかを見積もります。

ステップ3

　その配分は，あなたの仕事と生活におけるそれらの重要性を反映していると思いますか？　もしそうでないとしたら，Ⅰ，Ⅲ，Ⅳのどれかから時間を引き出しⅡにあてるにはどうしたらよいでしょうか？　Ⅱの欄には長期的な成功と満足にとって最も重要な項目が分類されているのです。どのように変えるかを下に簡単に記入しましょう。あるいは色ペン，色鉛筆などを用いて表に直接，項目を二重線で消す，矢印で移動を示すなどのように記入してもかまいません。

	緊急性あり	緊急性なし
重要	I　重要で緊急 かけている時間（　　　）％	II　重要だが緊急でない かけている時間（　　　）％
重要でない	III　重要でないが緊急 かけている時間（　　　）％	IV　重要でなく緊急でない かけている時間（　　　）％

Grid reprinted with permission of Franklin Covey Co.

エクササイズ２

このエクササイズは次ページの表を使って行います。

ステップ１

これから一週間のうちに終えてしまいたいと思うことのリストを作ります。特にこれまで先延ばしにしてきたことや，特別に努力しなくては成し遂げられそうにないと思うようなことを挙げてください。なかなか優先順位をつけられなくて困っているという場合は，「今日，私は何をやり終えたら，本当に気分よく感じられるだろうか？」と，自分自身に聞いてみるといいでしょう。

これらの項目を表の左端の欄にリストアップしてください。まずはそれほど多くない数──たとえば，多くて６～10項目──のリストから始めるのがよいでしょう。

ステップ２

期限がある場合や実行する日が決まっている場合は２番目の欄に示してください。

ステップ３

それぞれをするのにかかる時間を見積もってください。これを３番目の欄に示してください。

ステップ４

各項目に１から５の５段階で優先順位を指定します。「１」は優先順位が最も高く，「５」は最も低いことを示します。

ステップ５

日にち，時間を決めてスケジュールを組み，各項目をスケジュール帳に書き入れます。

ステップ６

各項目を完了させたら最後の欄に日付を記入してください。

一週間の to-do リスト

するべきこと	実行する日／締め切り	所要時間の見込み（分）	優先順位 1：最も高い 〜 5：最も低い	予定 （日付，時間）	完了した日

第5回 リーダーズマニュアル

時間の管理

情緒的な障壁を克服する

ターゲットスキル
- 自動思考を同定する
- 認知の歪みにラベル付けする
- 自動思考に反論し,修正することで,つらい感情を取り除く

エクササイズ
- 認知の歪みを同定する

ホームワーク
- 自動思考を同定し,修正する(実例あり)

» セラピストメモ

　このセッションの内容をきちんと消化して身につけるための時間を十分にとるために,セッションを2回にわけてもよいでしょう。1回目で認知の歪みを同定することについて話し合います(A, B, C)。そして2回目にはそれらの思考に反論することについて話し合います(D, E)。ホームワークも同様に分割します。1回目のホームワークでは1〜4に取り組み,2回目は5〜7に取り組みます。

I 感情はどのように影響するのでしょうか?

1. ADHDをもつ人は**抑うつや不安**のために,物事を先延ばしにしたり,避けたりすることがよくあります。かつて何かを成し遂げようと試みた際に失敗した経験があるのです。それで新たに何か実行しても,またできないのではないかと恐れます。
   - 抑うつによって,どんな努力も水の泡となるだろうという意欲喪失と絶望感が引き起こされます。そこで「もうしたくない」という気持ちになるのかもしれません。
   - 不安は失敗に対する恐怖と関連していることがあります。そしてそのせいで,最後までやり遂げるのが難しいと予想される事柄を避けるようになることがあります。**完**

璧を求める，あるいは**完全に思い通りの結果を求める**非現実的な欲求のせいで，物事に取りかかるのがおっくうになることもあります。
2．ADHD をもつ子どもは，他者からの要求，指導，期待に対して**抵抗**したり，**反抗**したりすることがよくあります。特に「権威」のある人物に対してはそうです。残念ながらこの姿勢は成人してもなお続くことがあり，抵抗の影響で自分の目標や最善の利益を自ら破壊してしまうことがあります。

今回は，不安と抑うつの理解と治療に焦点を当てることにしましょう。なぜなら不安や抑うつは ADHD の症状を悪化させてしまう可能性があるからです。次回は「反抗」について話すことにします。

Ⅱ　認知行動療法

A　認知行動モデル

認知療法は Aaron T. Beck によって開発されたもので，認知モデルを基盤としています。認知モデルは，人の感情と行動は出来事と経験についての**考え方**によって影響されるということを基本的な前提としています。以下は Judith Beck[20] によるモデルに基づいています。

状況に対する認知が感情を生み出します。しかし思考は非常に素早く自動的に生み出されるので，その結果の感情にしか気付かないことがしばしばあります。

練習すれば，そうした**自動思考**と呼ばれる思考に対してより自覚的になることができます。

> **» セラピストメモ**
> 図を書いて示しながら話を進めてください。
>
> 　　出来事　→　自動思考　→　反応
> 　　　　　　　　　　　　　（感情，行動，身体的反応）

自動思考は，出来事に対するとっさの評価です。正確なこともあれば，そうでないこともあります。

例（ジョンが記事を書こうとしているとき）

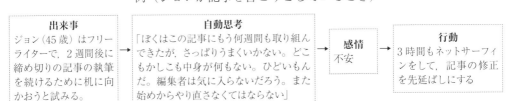

B 自分が自動思考を抱いているとき，どうしたらそれがわかりますか？

不安と抑うつの感情によりうまく対処するために，まずは観察者になり，そうした感情や行動（回避や完璧主義）の引き金となる自動思考を同定することを始めましょう。

最初のステップは，つらい感情の変化を経験したときにメモを取ることです。その感情にラベル付けし，「その時点で私の心をよぎっていたのは何だろうか？」「その言葉，イメージは，何だろうか？」と疑問を投げかけてみます。

例：会社か学校で期限が明日の課題があるとします。それを完了させるためにその夜はほとんど徹夜で起きている計画です。課題に取りかかろうと机に向かったとき，突然，急激に強いマイナスの感情に襲われるかもしれません。今想像しただけでも感じるかもしれません。最初のステップは，「まさにそのとき，私の頭を何がよぎったのか？」と考えることです。こうして感情，思考の順でさかのぼって取り組むのは，一般に感情のほうがより目立ってあらわれるものだからです。

自動思考はどれも何らかの形で感情のタイプと直接的に関係しています。

1. **不安**の場合，たとえば次のような思考があらわれます。「ああ，どうしよう，もし失業したらどうしたらいいのだろう。借金をしなくてはならないかもしれない。このアパートの家賃を払うことができなくなってしまうだろう」
2. **抑うつ**の場合，自動思考はたとえば次のようなものがあります。「いったい自分が何をすべきなのか，本当にわからない。私はなぜこんなに愚かなのだろう？」
3. **怒り**の場合，次のような思考などがあります。「この仕事をこんなに短期間で私に仕上げさせようとするなんて，いったい上司はどうしてそんなことができたのだろう？ 要求が厳しすぎる。私に失敗してほしいんだ」

C 「悪い」自動思考：「認知の歪み」

> » **セラピストメモ**
>
> 参加者に「認知の歪み」の一覧のページ（「今回のまとめ」の2ページ目）を開いてもらい，一緒に見ていきます。

- **全か無か思考**（完璧主義）：物事を白か黒かでしかとらえられない。例「もしこれでAの成績が取れなければ，私は完全にダメだ」
- **一般化のしすぎ**：ひとつのネガティブな出来事を根拠に，すべてをネガティブにとらえる。例「私の人生は何もかもがめちゃくちゃで，良くなることなどない」「私は何ひとつちゃんとやれない」
- **選択的注意**：ひとつの小さなネガティブなことだけを取り出して，そのことだけを考える。例（上司は実際には，全体的によくできているが，結論を手直しする必要がある，と言った

ときに)「上司は私の報告が気に入らなかった」
- **マイナス化思考**(選択的注意に密接な関連あり):ポジティブな経験を「価値がない」として見過ごすことで,日々の経験と矛盾しているにもかかわらず,ネガティブな信念を維持する。例:友人に「その服,よく似合っているね」と言われたとき,自分は本当にひどいと考え,その友人はお世辞で言っているだけだと考えてしまう。
- **結論への飛躍**:その結論を支持する決定的な事実がないにもかかわらず,ネガティブな解釈をする。次の2つのタイプがある。
    - **心の読みすぎ**:十分な根拠があるわけでもなく,相手に確かめることもなく,相手は自分にネガティブな反応をしていると思い込む。例:自分が言ったことについてもっと詳しく教えてほしいと言われたとき,自分の言っていることの真偽を相手が疑っていると推測する。
    - **先読みの誤り**:物事が悪い結果となると予測し,その予測をすでに確立した事実とみなす。例:「私はパーティで笑い者になって,嫌な思いをすることになることはわかっている。だから行かないほうがいい」
- **自分への関連づけ**:実際には本来自分に責任のないことなのに,ネガティブな外的出来事が自分のせいだと考えてしまう。例「私が話をしている最中にあの人が部屋を出て行ったのは,私の話がとても退屈だったからだ」
- **「すべき」思考**:過度に「すべき」「しなければならない」,「して当然」と考えすぎると,実現されないと罪悪感や懲罰が必要であるかのようにとらえてしまう。例「一日中,最高に効率よく仕事ができなくてはならない」
- **破局化**:もしあることが起こったら,あるいは起こらなかったら,破滅であると信じること。例「もしこの仕事を得られなかったら終わりだ,そんなことには耐えられないだろう」

D 「悪い」自動思考をどのように駆除するか

自分の自動思考における歪みを同定することができたら,合理的な反論でもって,その歪みに反論すべきです。たとえば不安があると,どのような行動をとろうとよくない結果となる可能性があることを恐れて決断が困難になります。人の行動を心理的に抑制する自動思考を克服するためには,それをよりポジティブな思考で置き換える必要があります。

エクササイズ 自動思考,認知の歪み,合理的反応の例

>> セラピストメモ

以下の1~5の状況について,不合理な信念(自動思考)を読みあげ,板書して,参加者に次の点を答えてもらいます。
 1.どのような認知の歪みが見られますか?
 2.より適応的な合理的反応は,どんなものですか?

1. **状況**：上司が重要なプロジェクトをあなたに引き受けてほしいと言ってきたところだ。
   - **自動思考**：「私は失敗する，私はいつも失敗するのだ，だからまったく引き受けないほうがいい」
   - **認知の歪み**：一般化のしすぎ，先読みの誤り
   - **合理的反応**：「これは大変な挑戦になるだろう，でも私は前にもこのような挑戦に成功したことがある。完璧にはうまくいかなかったとしても，そこそこの仕事はできるはずだ。自分の力を見てもらうチャンスだし，経験から学ぶこともあるだろう。上司は，できると思わなかったら私にこの仕事を頼んだりはしなかっただろう」
2. **状況**：友人から，一緒に取り組んでいる計画のあなたの分担が終わったかと尋ねる電話があった（そしてあなたはまだ終えていない）。
   - **自動思考**：「私は何も終えられていない。私は本当にただ怠け者なのだろう」
   - **認知の歪み**：一般化のしすぎ
   - **合理的反応**：「たしかに私は最後までやり続けるのに苦労している。でも，だからといって私が怠け者ということではない。一度に1時間取り組んで，1時間ごとに何か自分に報酬を与えることにしたら，終わっていくだろう」
3. **状況**：テストか何かの評価で，あなたは「C」「平均」の評価を受けた。
   - **自動思考**：「私は本当に頭が良くないと思う。大学（大学院）／この仕事で決して成功しないだろう」
   - **認知の歪み**：全か無か思考，先読みの誤り
   - **合理的反応**：「私がうまくやれることはたくさんある。何もすべてのことを完璧にやれる必要はない。うまくできないときでもベストを尽くせば十分だ。『完璧は，神の敵である』」
4. **状況**：あなたは，これまで何カ月も先延ばしにしてきたことをちょうど終えたところだ。
   - **自動思考**：「まあ，これはもうずっと前に終えてしまうことができたはずだ。まだX，Y，それにZのことにも取りかかっていない」
   - **認知の歪み**：マイナス化思考。これは抑うつを示していることが多いです。こうした思考は自己破壊的です。なぜなら自分自身の成功を決して認めないからです。何らかの前進ができたときでさえ，その価値を否定してしまいます。残念なことに，多くの場合，その人は意欲をくじかれ，「行き詰った」まま，取り組みを続ける動機を失ってしまうことになります。
   - **合理的反応**：「私は確かにやり終えた。いつもなら私にとってどれほど難しいことかを考えると，今回は大きな一歩だった。これでもう別のことにも取りかかれるだろう」
5. **状況**：仕事の面接の前夜。
   - **自動思考**：「面接で自分がうまくやれるのか，本当に心配だ。こんなときはいつも神経質になってしまい，最高の自分を見せられたことが一度もない。ヘマをしてこの面接を

棒に振ってしまったらと思うと本当におそろしい。こんな仕事はもう二度と他に見つからないだろう。あるいは，ひょっとしたら私にはいつもそんなことが起こって仕事にまったくありつけないのではないか」

- **認知の歪み**：破局化，一般化のしすぎ，先読みの誤り
- **合理的反応**：「そう，私は少し神経質になっているかもしれない，でもこのような状況では誰でも多少は神経質になるものだ。面接官だってそれくらいわかっているだろう。履歴書はよくできている，それを見れば私に何ができるかわかってもらえるだろう。予想される質問に対してはいくつか答えのリハーサルをしておこう，そうすれば自信をもって面接に臨めるだろう」

E こうした自動思考はどこから来ているのでしょうか？

ADHDをもつ成人は自分自身について「無能だ」，「愚かだ」，「不十分だ」といった**中核信念**をもつせいで，とりわけ不安や抑うつの感情に陥りやすい場合があります。これらの信念は子どもの頃に不本意な「過ち」ゆえに批判され，意欲をくじかれた結果としてできあがったものであることがしばしばあります。

> » セラピストメモ
>
> 話をしながら，先のジョンの例の図に加える形で「中核信念」と次に「関連する子どもの頃のデータ」の枠を書いてください。「自動思考」へ向けて以下のように矢印を加えます。

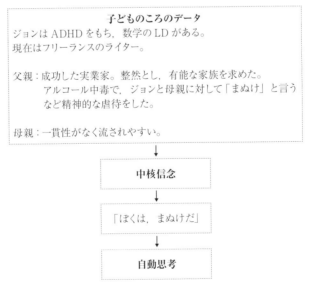

結果：このように「十分でない」，あるいは「失敗」でさえあることについての思考が不安を生み，新しいことに挑戦したり，新しいスキル（整理のスキルも！）を学んだり，あるいは

新たな取り組みを始めるのを抑制したりしてしまうことがあります。ジョンの例では記事を書き進めるどころか，ぐずぐずと引き延ばしています。

　このような人は過剰適応をし，到達不可能な「完璧さ」や独立独行に照準を合わせるのかもしれません。ジョンは一語一句すべてを気にし，自分は「ちゃんと」やったと決して感じることはないのかもしれません。

第5回……今回のまとめ

時間の管理

情緒的な障壁を克服する

I　情緒的な障壁への対処

　認知理論では思考の歪みが抑うつと不安の気持ち，効果的でない行動を生むとされています。このような思考は**自動思考**と呼ばれ，多くの場合あまりにも密接であるため，私たちは気付きさえしません。

　ADHD をもつ人は，「過ち」「失敗」と感じたことを受けて自動思考が徐々に**歪んで**いくため，不安や抑うつに陥る危険が高いことがあります。このような気分は物事に取りかかるうえでその人がすでに抱えていた困難を長引かせてしまうことがあります。あるいは，内側から集中を妨げ，最後までやり通せなくしてしまうこともあります。たとえば，物事を進めていく際に自分の成果を否定的に評価し，不十分だと決めつけ，抑うつ的になって，はやばやとあきらめてしまうかもしれません。また，「完璧に」こなしていなかったら，あるいはスケジュールを外れてしまったら，その「もうおしまいだ」と考えてしまうことがあるのです。

　抑うつと不安の感情に対処し，変化させる**第一歩**はこうした感情の引き金となっている自動思考を自覚することです。まずは自分が不安に感じているとき，抑うつ的な気持ちに陥っているときの記録をとります。その感情を分類し（不安，抑うつ，怒り，恥辱など），それから自分自身に「そのとき私の頭のなかをよぎっていたのは何か？　どのような言葉，イメージだったか？」と尋ねてみてください。自動思考のなかにはたいてい**認知の歪み**があります。次のページのリスト（II 認知の歪み）を参照してください。

　変化に向けての**第二歩**は，歪んだ自動思考に反論し，代わりの思考を用意することです。次の問い[20]を参考にしましょう。

- その思考が真実であるという証拠は？
- ほかの説明は考えられるか？
- 起こり得る最悪のことは何か？
- それは切り抜けられるだろうか？
- 起こり得る最善のことは何か？
- 最も現実的な結果は何か？
- その自動思考を信じると，どのような影響があるか？

- 考えを変えることによって，どのような影響があると考えられるか？
- それについてどうすべきか？
- もし友人が同じ状況にあるとしたら，その友人に何と言うだろうか？

II 認知の歪み

- **全か無か思考**（完璧主義とも）：物事を白か黒かでしかとらえられない。例「もしこれでAが取れなければ，私は完全にダメだ」
- **一般化のしすぎ**：ひとつのネガティブな出来事を根拠に，すべてをネガティブにとらえる。例「私の人生は何もかもがめちゃくちゃで，良くなることなどない」「私は何ひとつちゃんとやれない」
- **選択的注意**：ひとつの小さなネガティブなことだけを取り出して，そのことだけを考える。例（上司は実際には，全体的によくできているが，結論を手直しする必要がある，と言ったときに）「上司は私の報告が気にいらなかった」
- **マイナス化思考**（選択的注意に密接な関連あり）：ポジティブな経験を「価値がない」として見過ごすことで，日々の経験と矛盾しているにもかかわらず，ネガティブな信念を維持する。例：友人に「その服，よく似合っているね」と言われたとき，自分は本当にひどいと考え，その友人はお世辞で言っているだけだと考えてしまう。
- **結論への飛躍**：その結論を支持する決定的な事実がないにもかかわらず，ネガティブな解釈をする。次の2つのタイプがある。
    - **心の読みすぎ**：十分な根拠があるわけでもなく，相手に確かめることもなく，相手は自分にネガティブな反応をしていると思い込む。例：自分が言ったことについてもっと詳しく教えてほしいと言われたとき，自分の言っていることの真偽を相手が疑っていると推測する。
    - **先読みの誤り**：物事が悪い結果となると予測し，その予測をすでに確立した事実とみなす。例：「私はパーティで笑い者になって，嫌な思いをすることになることはわかっている。だから行かないほうがいい」
- **自分への関連づけ**：実際には本来自分に責任のないことなのに，ネガティブな外的出来事が自分のせいだと考えてしまう。例「私が話をしている最中にあの人が部屋を出て行ったのは，私の話がとても退屈だったからだ」
- **「すべき」思考**：過度に「すべき」「しなければならない」，「して当然」と考えすぎ，実現されないと罪悪感や懲罰が必要であるかのようにとらえてしまう。例「一日中，最高に効率よく仕事ができなくてはならない」
- **破局化**：もしあることが起こったら，あるいは起こらなかったら，破滅であると信じること。例「もしこの仕事を得られなかったら終わりだ，そんなことには耐えられないだろう」

第5回……ホームワーク

時間の管理

情緒的な障壁を克服する

自動思考を同定し,反論する

　何かの課題や活動,雑用などを始める際に,先延ばししている自分,不安や抑うつ的な気持ちになっている自分に気づいたときに,以下を記入してください。詳細を忘れないよう,その行動を始めようと試みているうちに,あるいはその後できるだけ早く記入するとよいでしょう。

1. どのような気持ちですか？（不安,抑うつ,罪悪感,怒りなど）

2. 直面している現在の状況,出来事,課題,活動とはどのようなものですか？ その状況で今現在,何をしていますか？（例：気が散って〈インターネット,雑誌,テレビ,あたりを歩きまわるなど〉,それに注意を向けている）できるだけ具体的に説明してください。

3. その状況で抱いている思考をすべて書き記してください。特に自分自身について抱いている思考に焦点を合わせてみてください。

4. さあ，自動思考を振り返ってみましょう。どのような認知の歪みが見つかりますか？（3の思考を参照し，当てはまるものをすべて書き出してください）

　　　　　全か無か思考
　　　　　一般化のしすぎ
　　　　　選択的注意
　　　　　マイナス化思考
　　　　　自分への関連づけ
　　　　　「すべき」思考
　　　　　破局化
　　　　　結論への飛躍
　　　　　心の読みすぎ
　　　　　先読みの誤り

5. 以下の問い（状況に合うもののみでよい）に答え，ネガティブな思考に反論しましょう。

- その思考が真実であるという証拠は？

- ほかの説明は考えられるか？

- 起こり得る最悪のことは何か？

- それは切り抜けられるだろうか？

- 起こり得る最善のことは何か？

- 最も現実的な結果は何か？

- この自動思考を信じると，どのような影響があるか？

- 考えを変えることによって，どのような影響があると考えられるか？

- それについてどうすべきか？

- もし友人が同じ状況にあるとしたら，その友人に何と言うだろうか？

6．その状況に対する合理的な思考とはどのようなものでしょうか？

7．結果——今，どのように感じていますか？　その状況は最終的にどうなりましたか？

自動思考を同定し，反論する《記入例》

1. どのような気持ちですか？（不安，抑うつ，罪悪感，怒りなど）
   不安

2. 直面している現在の状況，出来事，課題，活動とはどのようなものですか？　その状況で今現在，何をしていますか？（例：気が散って〈インターネット，雑誌，テレビ，あたりを歩きまわるなど〉，それに注意を向けている）できるだけ具体的に説明してください。
   期限が2週間後の記事に取り組むため，机に向かっている。水曜日の午後。自宅にひとりでいる。うまくやれない気がして，インターネットでスポーツニュースを探している。

3. その状況で抱いている思考をすべて書き記してください。特に自分自身について抱いている思考に焦点を合わせてみてください。
   3週間ずっとこの記事に取り組んできたが，まったく埒が明かない。こんな記事，すぐに簡単に一気に書きあげられてしかるべきなのに。どこもかしこも中身がない。ひどいものだ。始めからやり直さなくてはならないだろう。

4. さあ，自動思考を振り返ってみましょう。どのような認知の歪みが見つかりますか？（3の思考を参照し，当てはまるものをすべて書き出してください）
   - ○　全か無か思考　　まったく埒が明かない／ひどいものだ
   - 　　一般化のしすぎ
   - 　　選択的注意
   - ○　マイナス化思考　始めからやり直さなくてはならないだろう
   - 　　自分への関連づけ
   - ○　「すべき」思考　こんな記事，すぐに簡単に一気に書きあげられてしかるべきなのに
   - 　　破局化
   - 　　結論への飛躍
   - 　　心の読みすぎ
   - 　　先読みの誤り

5．以下の問い（状況に合うもののみでよい）に答え，ネガティブな思考に反論しましょう。
- その思考が真実であるという証拠は？
   ごくわずか。これまで提出した記事でこの雑誌に却下されたものは1つだけで，4つは出版されて編集者から良いフィードバックを受けている。
- 起こり得る最悪のことは何か？
   この記事が却下される可能性がある。
- それは切り抜けられるだろうか？
   できる。他にチャンスがあるだろう。
- この自動思考を信じると，どのような影響があるか？
   ますます先延ばしにする。
- 考えを変えることによって，どのような影響があると考えられるか？
   少しでも取りかかることができ，明日すべきことが少し減る。

6．その状況に対する合理的な思考とはどのようなものでしょうか？
   以前良い仕事をしたことがあるのだから，また同じようにできる。この記事には，良い部分もあるのだから，それを生かすことができるだろう。目下，一度に1章ずつ進めて，自分の仕事をあれこれ批評はしない。最後にすべてを見直し，編集する時間をとろう。多くの優れたライターは時間をかけて執筆している。

7．結果――今，どのように感じていますか？ その状況は最終的にどうなりましたか？
   少し気が楽になった。簡単な部分に取りかかれるだろう。

第6回 リーダーズマニュアル

時間の管理

活性化と動機づけ

ターゲットスキル
- 心理的に集中を妨げるもの（反抗）
- 自己活性化
- 集中力のコントロール

エクササイズ
- 長期的目標を達成することに対する報酬を視覚化する

ホームワーク
- 長期的目標を達成することに対する報酬を視覚化する

心理的に集中を妨げるものに対処する（第5回からの続き）

不安と抑うつ（第5回）に加えて、ADHDをもつ人は他者、特に権威ある人からの要求、指示、期待に対して**抵抗や反抗**を感じることがあります。これは他者（親や教師）が、不可能ではないとしても難しい要求や制限を課しているように常に感じてきた、長い経験の結果として生じたのでしょう。

残念ながら、この姿勢は大人になってからも根強く続くことがあります。大人になって、より自制したり整理したりする方法に抵抗あるいは反対することで、結局はADHDをもつ人は自分を妨害することになり、自分自身が大切に抱いている目標の到達を妨げることになってしまうのです。

反抗的な感情をもったとき、どうしたらいいのでしょうか？ その感情はたいてい**怒り**として経験されます。

思考を評価し、それに対する反論を始めましょう。

怒り（感情）、抵抗（行動）がおこったとき、何を考えていましたか？ その思考は合理的ですか？ その思考が真実であるという証拠は何ですか？

それを誰のためにしているのか、自分自身に尋ねてみましょう。もしそれがあなたのためではなく、あなたが大切に思う人たちのためでもないとしたら、優先順位を考え直す必要がある

かもしれません。もしそれがあなたの目標と一致しているとしたら，変化に抵抗することは，短期的にはあなたの自制を制限し，長期的には自分の求めることに到達するのを妨げてしまうでしょう。それは，権威という「幽霊」よりも，もっとあなたを傷つけることになります。

　ここからは，物事をやってしまうことに焦点を当てます。つまり(1)開始すること，つまり「活性化」すること，(2)気を散らせる物事に打ちかつこと，そして(3)長期的な目標から逸脱しないでいることです。

I　活性化する

　化学の「**活性化のエネルギー**」という概念を知っていますか？　化学混合物が目に見えて反応し，熱や光などを放出するためには，その前にエネルギーを加えなければなりません。活性化エネルギーとはそのときに必要なエネルギー量をいいます（通常は熱です）。まずは丘の上に登る努力をしなくては，スキーやそりで滑り降りることはできません。この努力が活性化エネルギーだと考えるとよいでしょう。物事（とりわけ，退屈で，困難なこと）に取りかかることは，これに非常によく似ています。出発して，実際に前進するためには，それに向かい，打ち込む必要があるのです。

　「丘に登る」ことは，ADHDをもつ人にとって特に困難なことが多いようです。丘は勾配が厳しく，その努力はいっそう骨の折れるものに感じられるのです。**実際，ADHDをもつ人にとって，取りかかることが最も困難な部分であることが多いのです。**しかし丘の上に到着してしまいさえすれば，とても上手にスキーで降りられることがあります。ですから，大事なのは始めるスキルなのです。

　次の点が非常に役に立つでしょう。

1. **小さなことから始める。**本当に大切なのは，何でも，どれほど小さなことでもよいので，何かすることです。修理の作業に必要な道具を集めるだけ，レポートを書くのに必要なファイルを出してくるだけでもいいのです。
2. **簡単なことから始める。最も簡単な**ところ，楽しむことさえできるようなところから始めます。
3. **小さく分解する。**
4. 完了した**後に自分自身に与える報酬を計画する。**
5. **自分がそれを行い，完了させているところを視覚化する。**もし何かスケジュールに書いてあることをするのを覚えていたいと思うなら，自分がそれを適切な時間，場所で行っているところを**視覚化**します。たとえば，帰宅してすぐに薬を飲むことを覚えている必要があるなら，自宅のドアを開け，薬を飲むために台所（洗面所）へ直行していく自分自身の姿を思い描きます。

最初のステップを踏み出したら，立ち止まり，自分自身をほめてあげてください。そして**次のステップはどのようなものにするか，いつ踏み出せばいいか**を決めます。しかし，いったん始めたならば，もう「活性化のエネルギー」をもっていて，そのまま続けたい気持ちになっているかもしれません。もしそうなら，進み続けましょう！　立ち止まるならば，その前に，それに次に取りかかるのはいつか，次は何をするのかを必ず決めましょう。

II　集中力のコントロール

集中を妨げるものに対して弱いという点も，ADHDをもつ人にとっては大きな問題です。気を散らさせるものは，目の前の報酬や楽しいことの場合も，また**物理的なもの，社会的なもの**の場合もあります。

感覚的に集中を妨げるものを避ける

集中を妨げるものを回避するための重要な鍵のひとつは，集中の妨げとなるものが存在しないだろう空間で作業するという「集中のための事前準備」をすることです。以下のようなことができます。

1. 視覚的な妨げの存在しない場所を作る。たとえば写真，雑誌，面白い本などが自分の周りにないようにする。

> ▶覚えておこう
> ---
> **去る者は日々に疎し（見えないものは忘れさられる）**
> ---

2. 聴覚的な妨げの存在しない場所を作る。そのためには次のようなことを行います。
    - テレビの音や他の人の話し声などが聞こえないようにする。
    - 必要に応じて，自分が作業をしている間はそれらの音量を下げてくれるよう他の人に頼む。
    - ヘッドフォンを使用する。ノイズキャンセル機能を使ってもよいし，なくてもよい。
    - ADHDをもつ人にとって，ある種の音楽は気持ちを落ち着かせたり，集中力を高めたりすることがある。
3. 「集中のための事前準備」をするために，集中力を殺ぐ誘惑することになりがちなものがないことがわかっている別の場所へ移動する。
    - 大学・大学院ではしばしば図書館が社会的な妨げを逃れるための良い場所となります。

特に，面白そうな本や雑誌からも離れた部屋がいいでしょう。
- ある若い男性は，フリーランスのライターでADHDをもっているのですが，自分の執筆に関して何かしら仕上げたいと思うときには，公共の場所（図書館や喫茶店など）でインターネットアクセスができないところを見つけなければならないことを自覚しています。

社会的な集中の妨げを回避する

集中を妨げる社会的なものを回避することは，物理的なものをコントロールするよりもいっそう困難かもしれません。学期レポートや業務報告書に取り組まなくてはならないときに，友人や同僚とおしゃべりをするというのは非常に魅力的でしょう。職場では常に，電話やEメール，約束なしの訪問客などは決して断ってはならないと考えているかもしれません。しかし救急車や救命救急室で働いているのでもないかぎり，そのようなことはまずありません。実際には，自分自身のためにある程度の時間を確保しておかなかったら，これら以外の仕事をやり遂げることはきわめて難しくなることでしょう。以下のようなことを行って，他者に対応する時間をある程度制限してみるとよいでしょう。

- 相談や話し合いに応じられる決まった時間を設ける。
- ドアに「邪魔しないでください」という表示を掲げておく。
- 同僚や家族に，ある時間帯は邪魔をしないでほしいと頼み，ドアを閉めてしまう。
- 電話の呼び出し音をオフにし，留守番電話機能を使う。
- メールソフトは閉じてしまい，予め決めておいた時間（たとえば，朝，正午，夕方）にのみ開いてメールを確認する。

Ⅲ　動機の維持

短期的強化子と長期的強化子

人生における大きな達成の多くは，長期的な計画と努力が必要です。たとえば貯金をして新しい家を購入すること，学位を取得すること，昇進すること，本を執筆すること，音楽を作曲することなどです。このような長期の目標を追求するとき，その長期的目標が達成される前に退屈したりやる気を喪失したり，興味を失ったりといったことは容易に起こります。**ADHDをもつ人の場合は特にそうなりやすいようです。長期的な報酬は現在の自分の日常生活にそれほど関係がないように感じられるからでしょう。**報酬は遠く，非現実的に感じられます。もっと手近な報酬があらわれたときに，ぼんやりとした遠くの報酬が圧倒されてしまいやすいとしても不思議はありません。

たとえばあなたはすばらしいアイデアをもっていて，提案書を書きたいとします。上司の心に強い印象を与え，昇進のチャンスとなるでしょう。そこで土曜日の午後にそのアイデアに取り組む計画を立てます。ところが土曜日はとても良い天気になり，友人が朝，電話をかけてき

て，一緒にビーチへ行くのはどうかと提案します。自宅に閉じ込もって机に向かっているよりも，そのほうがずっと魅力的に感じられます。そうしてあなたはすぐさまその提案を受け入れ，提案書を完成させるという考えはパッと消えてしまいます。仕事での昇進に役立ち，新しい肩書と，昇給，同僚からの称賛をあなたに与えてくれたはずのことだったのにです。

遠い先の報酬の力を強める

　しかし，決断の瞬間に次のように言われたとするとどうでしょうか。「では，あなたは，本当はどちらを選びますか？　今日，ビーチに行くことでしょうか，それとも大幅な昇給，専用オフィスをもった『重役』になることでしょうか？」

　目の前の小さな報酬と，長期的な大きな報酬をはっきりと目の前に示されれば，間違いなくあなたは後者を選ぶでしょう（もちろんあなたが管理職になりたいと思っていると仮定してですが）。この場合の重要な鍵は，報酬を現時点でより現実的で，強力なものに感じられるようにし（ほとんど手に入れているかのようにして），そうしてあなたをわき道にそらしてしまう間近の報酬ではなく，長期的な報酬を選ぶようにすることです。こうしたことを実際に行うのに役立つ「報酬の視覚化」という方略を紹介します。

　自分の目標の視覚的なイメージを目の前においておけば，長期的な報酬を視覚化するパワーを保つ助けとなります。眺めの良い角部屋のオフィスのイメージ図，著者のところにあなたの名前を記した本の模型，新しい家や新しい服などです。

> **» セラピストメモ**
>
> 　ADHD をもつ人は興味深い現象を報告することがあります。仕事やプロジェクト，論文，レポートなどの「90％」は終えるのですが，完成させないのです。これにはいくつかの理由が考えられます。完璧主義ゆえに仕事を「完了した」と言うことにためらいを示していたり，出来上がったものがマイナスの評価を受けることを恐れていたりするかもしれません。また，次の仕事を始めることにためらいがあるのかもしれません。次の仕事が現在の仕事のすぐ後に待ち構えているのです。得体の知れない悪魔（これから取り組むこと）に比べたら，知っていること（今の問題など）のほうがましなのです。は参加者に，今取り組んでいることを終えて出来上がったものを提出した後に，何に出くわすのを恐れているのか考えてみるよう求めてください。

エクササイズ　報酬の視覚化

　「報酬の視覚化」は，大切に心に温めている長期の目標に向けた取り組みを始め，続けていくなかで，集中を妨げたり，わき道へ逸れたり，早々に「あきらめて」しまったりといったことのないようにしていくのに，自分自身を支えるために用いる方略です。**取り掛かるのに苦労**

するかもしれないと感じたとき，やめてしまいたいという誘惑に駆られたときには，2，3分の時間を取り，目を閉じて報酬の視覚化を行います。報酬を視覚化するときには，自分の大切に心に抱いている目標を達成したときに手にするであろうすばらしい物事や感情をすべて目の前に思い浮べます。

　ここまで説明したら，参加者の誰かひとりに自分の抱いている長期的目標を言ってもらいます。そしてグループの参加者には目を閉じてもらい，その長期的報酬を達成したときに手に入れることができるであろう特典とプラスの感情のリストを一緒に作ります。リストの項目は具体的で，理屈抜きで，感情的であればあるほど良いのです。誰も目標が思い浮かばないという場合は先ほどの例で続けます。次のような反応が考えられるでしょう。

1．「入口近くに自分専用の駐車スペースをもつ」
2．「昇給すれば常々ほしいと思ってきた家を買える」
3．「専従の秘書をもつ」
4．「自分で選んで面白い仕事に取り組むことができる」
5．「重役用の食堂で昼食を食べる」
6．「自分自身について素晴らしい気持ちになる」
7．「もう［だれそれ］からの指示は受けなくていい！」

　報酬の視覚化が最も有効に作用するのは，目の前の報酬に飛びつきたいという誘惑が生じる前です。したがって上記の例で，もしこの人が土曜日に仕事に取り組みたいと思うのならば，報酬の視覚化のエクササイズを朝いちばんにして，その後できるだけすぐに仕事に取りかかるようにするとよいでしょう。

第6回　今回のまとめ

時間の管理

活性化と動機づけ

　ADHDをもつ人の多くは，自分が何をすべきかをわかっています。たとえば体系立った行動をするにはどうしたらいいのか，頭ではわかっているのですが，その方略を実行することが難しいのです。つまり物事を始め，動機を維持していくのに困難があります。これは多くはADHDの特徴である特有の困難，とりわけ集中を妨げるものや退屈，イライラに影響されやすく，欲求不満耐性が低いことに起因しています。ここではそうした困難に取り組むための方略を考えていきます。

I　怒りと抵抗に対処する

　ADHDをもつ人は，抑うつと不安の感情に加えて，「権威に対して怒っている」自分に気づくことがあります。これは自分に対して他者が，不可能ではないとしても難しい要求や制限を常に課しているようにずっと感じてきた，長い経験の結果です。残念ながら，大人になって権威に反抗すると，結局はADHDをもつ人は自分自身の妨害をする結果となり，自分が大切に抱いている目標への到達を妨げることになってしまいます。

　怒っている自分，あるいはこれまでずっと変えたいと思いつつもまったく無理なように感じられる変化に反抗している自分に気づいたときには，自分の思考を同定し，反論を始めてください。

II　スタートし，コースを外れず，ゴールまで走り続ける方法

1. 小さなこと，簡単なことから始める。小さく分解する。スケジュールを組む際にはどのようなことでも対処しやすい「まとまり」に分解し，そしてそれぞれの「まとまり」の後には強化，すなわち自分のための報酬を計画することが不可欠です。たとえばレポートを1本書き終えるごとに，大好きなテレビを観る，あるいはお気に入りのミステリー小説の1章を読むことにするといったやり方です。完了したらto-doリストの項目に完了の印をつけることも大きな自己強化になります。
2. 強化は常に随伴的でなければならない。つまり課題を完了してしまったのでないなら，決して自分自身に報酬を与えてはいけないのです。
3. 視覚化を行う。2，3分，時間を取って目を閉じます。自分自身が仕事などを完了させている姿と，そのときどれほど素晴らしい／誇り高い／満足した／ほっと安心した気持ちになるかをありありと思い浮かべます。これは非常に強力な動機づけとなるはずです。

Ⅲ　集中を妨げるものに対処する

　集中を妨げるものがあると，容易にわき道にそれてしまいかねません。しかし，用心し，それに備えて計画を練っておけば，挫折させられることもありません。

4．自分の取り組みのスタイルと，自分にとって最もうまく作用するものを理解する。そうして成功のための道を作ります。途中で邪魔が入らなければ最善の仕事ができるという人ならば，夜または週末にオフィスで数時間仕事をすれば，電話の呼び出しがひっきりなしに入っているなかで1週間取り組むよりも，より有効に時間を過ごせるかもしれません。
5．便利な技術を活用する。留守番電話を使えば，邪魔をされずにすみます。オフィスやデスク周辺の物音が煩わしいならば，ヘッドフォン（あればノイズキャンセル機能付き）を使うとよいでしょう。
6．集中を妨げるものが目に（耳に）入らないようにする。その仕事に必要なものしか周りにないような場所に行きましょう。たとえば家の中に，雑誌や面白い本などがない，テレビの音や人の話し声も聞こえない勉強のための場所を作ります。家にいる人には前もって，何時間か邪魔しないでほしいと頼んでおきます。

Ⅳ　動機を長期にわたって維持する

　ADHDをもつ人は，遠い先の，最終的にはより満たされる報酬よりも，目の前の楽しい報酬のほうを選ぶ誘惑に駆られがちです。たとえば夏の天気の良い土曜日には，家の中にいて予定していたとおりに新しい提案書に取り組んだり，大学院の論文を仕上げたり，より良い仕事を探したりするよりも，ビーチに行くことを選んでしまうかもしれません。このような重大な分かれ道に立ったとき最も重要なことは，このより大きな仕事が完了すれば，あなたが経験するであろう報酬のすべて，すなわち，満足，誇り，達成感といった報酬と，お金や人から認められるといった現実的な報酬すべてを自分自身に思い出させ，**積極的に視覚化する**ことです。

第6回 ホームワーク

時間の管理

活性化と動機づけ

ステップ1
あなたが成し遂げたいと思ってきた長期的な目標（新しい仕事を見つける，自宅の部屋を改装する，楽器を習う，本や短編の物語を執筆する，仕事で新しい企画を進めるなど）を同定しましょう。「長期」とは達成に少なくとも1カ月はかかるであろう目標を指します。

　　_____
　　_____
　　_____

ステップ2
ポジティブな（しかし現実的な）報酬のシナリオを考えましょう。目標を達成したときに得るであろう感情や経験も報酬です。その詳細をここに書き記してください。

　　_____
　　_____
　　_____
　　_____
　　_____
　　_____
　　_____

ステップ3
長期的な目標を，短期の小さな（1週間ごとなど）の目標に分解しましょう。長期的な目標に向けた道のりのなかのステップとして達成していかなければならないものです。それをここにリストアップしてください。

　　1. _____
　　　_____

2.
3.
4.
5.

ステップ 4
　上に書き出した最初の仕事をスケジュール帳に組み入れます。視覚化を行うための時間も十分にとってください。

ステップ 5
　その仕事を行う予定の時間になったら，両目を閉じ，最初に長期的な目標の報酬を視覚化します。ステップ２で書き出したものです。それから，その仕事を完了させます。

ステップ 6
　その結果を書き記します。仕事を完了させましたか？　報酬を視覚化しましたか？　視覚化は，その仕事をしようという動機づけに役立ちましたか？

ステップ 7
　ステップ３の他の項目についてもスケジュールを組み，完了させます。その結果を書き記しましょう。

第7回 リーダーズマニュアル

整理する

整理整頓のシステムを作る

<u>ターゲットスキル</u>
- 効率をよくし，気を散らせるものを減らすために，身の回りを整理整頓する

<u>エクササイズ</u>
- ファイルで整理するシステムを作る
- 身の回りの整理整頓を完成させ，図にする

<u>ホームワーク</u>
- 自分の身の回りの空間のなかで，対処しやすい範囲に区切った1つ（エリアA）を整理整頓する

<u>用意するもの</u>
- インデックス付きの紙ファイルフォルダ

整理整頓を構成する要素は基本的に次の2つです。
① **すべての物には居場所があり**
② **すべての物がその居場所にある**

①は**すべての物がどこかに「属している」**ような整理整頓のシステム（しくみ）がなくてはならないということです。そして②はそのシステムが作用し続けるためには，**すべての物は使ったらその元の場所に戻さなければならない**ということをいっています。今回（第7回）は①の要素について，次回（第8回）は②の要素について話し合うことにします。

整理整頓のシステムを作る

▶覚えておこう

すべての物には居場所がある

なぜ整理が必要なのか？

グループのメンバーに意見を出してもらいます。必ず以下の点すべてを強調します。
1. 物をより簡単に見つけられる。
2. 物を探すのにかかる時間が減る。つまり効率が上がる。
3. ストレスが減る。
4. 周囲がよりきちんとして，魅力的に見える。

整理整頓の計画の基本

整理整頓の計画では，すべての物の置き場所を決めます。次の点に注意します。
1. どこにあるかわかりやすい場所
2. 出し入れのしやすい場所
3. 見た目にきちんとしている場所

さらに，ADHDをもつ人にとっては，作業中に**目に入るところに集中を妨げるものが存在しない**ようにすること，目下取り組んでいる仕事に関係があるもの，さもなければ注意を払う必要があるもの以外は目に入らないようにすることが重要です。

どの部屋も，最も頻繁に用いなくてはならない物が最もすぐに手が届くところにあるように整理しなくてはなりません。そのためには少々頭を使う必要があります。また収納容器，ファイルケース，カゴ，専用の箱などを作ったり購入したりしてから，物をグループに分けて保管したり，ラベルを貼ったりすることが必要になるかもしれません。それぞれの場所はどんな機能があって，そこでどんな活動をするかを考えてみましょう。たとえば書斎でする活動には次のようなことが考えられます。

- 個人的な資産管理をする
- 仕事に関連した資料を読んだり，書いたりする
- 写真や縫物といった趣味のことを行う

ジュリー・モーガンスターンは整理整頓に関する本を執筆しており[57]，こうした機能ごとに部屋を「エリア」に区切り，それぞれに関連する用具をすべてそのエリアに備えることを提案しています。たとえば資産管理にあてるエリアに銀行口座やクレジットカードの明細，水道や電気など公共料金の請求書，家賃やローンなどのファイル，そして小切手帳や電卓などを保管する引き出しを置きます。仕事に関連した活動のためのエリアにはコンピュータ，プリンター，仕事に使うファイルなどを置くことになるでしょう。そして趣味のためのエリアには，その趣味の活動に必要な用具を一緒にまとめて置きます。そのスペースをどのように整理するか，図を書いて計画してもよいでしょう。

ファイルで整理するシステムを作る

　書類はすべて，**わかりやすくインデックスを付けたファイルフォルダー**に入れ，移動しやすいように **50音順**にして，ファイル用の引き出しに立てて入れるか机の上に立てて置いたファイル入れに入れます。ファイルを**色分け**すれば探すときに非常に便利です（たとえば資産管理関係のファイルは緑色に，趣味に関するファイルは青色にするなど）。

エクササイズ 1　ファイルで整理するシステムを考える

　参加者に，自分がファイルする必要がある書類の分類ラベルの名前を考えるよう求めます。必要に応じて以下の例を示して考えてもらいます。ラベルを付けたファイルをいくつか見せ，アルファベット順にファイルする様子を実物を示して説明します。

ファイルのラベルの例

個人的興味	個人的用件
健康	ニューヨーク銀行（明細）
ガーデニング	クレジットカード（明細）
家の装飾	住宅ローン
贈り物のアイデア	法的書類（出産と結婚の証明書，遺書など）
家庭用品（取り扱い説明書，保証書）	自動車保険
興味のある記事（切り抜き）	火災保険
家系図	税 2011（申告のための明細，レシートなど）
写真	医療保険
旅行	退職
家の修繕	最近購入した品物のレシート

未決箱と既決箱

　「**未決箱**」や「**既決箱**」を机の上に置いておくことも非常に役立ちます。「未決箱」（ファイルフォルダーでもよい）には新しく届いた請求書や手紙で対応が必要なものを入れます。一方，すでに書き終えて投函すべき手紙や別の部屋へ移動させたり仕事にもっていったりするその他の書類などは「既決箱」に入れておくのです。未決箱の中身は，少なくとも週に1回，決まったとき（毎週土曜日の朝など）に確認して管理します。既決箱の中身はその後机を離れるときに，それぞれ最終的な行き先へ移動させるとよいでしょう。

プロセス

　身の回りを整理整頓すること，とりわけ乱雑に物がうず高く積み重なった空間をきちんと整

理整頓することはとても大変な作業ですから,かなりの嫌悪感を引き起こす可能性があります。これまでに学んできた,困難なタスクに取りかかり,最後までやり通すための方略がここでも役に立ちます。

1. **小さく分解する**。書斎やガレージなどの全体を一度に整理できると期待してはいけません。整理する場所をいくつかの部分に分割します。たとえば,その場所を格子状に切り分け,一度に1区画ずつ取り組むのです。あるいは,一度にかけるのは30分だけ(耐えられるだろうと思う時間でかまいません)というように計画してもいいでしょう。タイマーがあれば,はっきりと決まった終わりがあるとわかって気が楽だという場合は,タイマーをセットしてください。
2. ステップ1に基づき,**全部で何回の作業が必要かを決め,リストを作成します**。各回の日付と時間を決めます。それをスケジュール帳の予定に組み入れましょう。
3. 各回の後に(自動的に得られるものも含め)**強化子**を自分自身に与えるよう計画します。
4. もうやめてしまいたいという誘惑に駆られるのを感じたらすぐに目を閉じ,そのスペースがきちんと整理されたらどれほど見栄え良くなり,どれほど機能的になるか,またそうすれば(自分自身についても)どれほど良い気分になるか視覚化して(思い浮かべて)ください。
5. 保管すべきものと捨てるべきものを**選別するシステムを用います**。「FAT」,つまり**ファイル(File)-行動(Action)-ごみ(Trash)**と覚えましょう。段ボール箱やビニール袋などを3つ用意し,それぞれ「ファイル」「行動」「ゴミ」と記します。あなたの手を通過するものはすべて,ファイルに入れる(保存する・片づけておく)必要があるもの,何らかの行動を取る必要があるもの,ゴミになるもののいずれかとなり,3つの箱(袋)のどれかに入れることになります。どう処理するかすぐには決められないものは行動の箱に入れておき,後でもう一度よく考えます。
6. もし可能なら,このプロセスを進めていくのを**手助けしてくれる人を募ります**。

警告! 興味深いものに目を通していると,ちょっと(すべきことを)中断して,その新聞の切り抜きを読みたい,友人からのその手紙をもう一度読み直したい,あるいはそのカタログに最後まで目を通してしまいたいといった非常に強い誘惑に駆られることがあるでしょう。しかし,**その衝動に抵抗してください。さもないとわき道に逸れ,決して自分の仕事を終えられなくなってしまいます**。そうした興味深いものは,脇にとっておいて休憩のときに見るようにします。それを強化子(上述のステップ3)にするのです。

エクササイズ 2

グループメンバーに,整理が必要な物理的空間(書斎,ガレージ,私室,キッチン,クローゼッ

トなど）を挙げてもらいます．メンバーの情報から，現在その空間にどのような物があり，どのような機能をもつ必要があるか，便利さ，取り出しやすさなどを考慮しながら，その空間をどのように整理すべきか，図表を板書します．整理のためのツール（ファイルフォルダー，引き出し用の書類整理箱など）についても検討してください．

» セラピストメモ

　ADHDをもつ人のなかには，整理はどうも気が進まないと言う人がいます．このような人は，整理している人は「退屈な人」だとか「堅苦しい人」だと感じ，自分の自発性や創造性が失われるのを恐れているからです．これには後付けの正当化という面が少なからずある一方で，整理されきちんと計画されているというのは，ADHDをもつ人にとって非常に相いれないものに感じられ，自分の人格のある非常に重要な性質を失ってしまうのではないかと恐怖を感じてしまうということかもしれません．この懸念に対処する際には，整理はさらに制限が加わることなどではなく，日常生活のごくありふれた側面をより整理整頓することにより，自分の本質的な独自の才能や能力，興味を自由に伸ばしたり，表現したり，楽しんだりする機会をもっともっと手に入れることができるという点を強調して説明することが重要です．

第7回······今回のまとめ

整理する

整理整頓のシステムを作る

▶覚えておこう

すべての物には居場所がある

計画

整理整頓の計画では，すべての物に場所を決めます．次の点に注意します．
1. どこにあるかわかりやすい場所
2. 出し入れのしやすい場所
3. 見た目にきちんとしている場所

さらにADHDをもつ人にとっては，作業中に目に入るところに**集中を妨げるものが存在しないようにすること**と，目下取り組んでいる仕事に関係があるもの，さもなければ注意を払う必要があるもの以外は目に入らないようにすることが重要です．

どの部屋も，最も頻繁に用いなくてはならない物が最もすぐに手が届くところにあるように整理しなくてはなりません．そのためには少々頭を使う必要があります．また収納容器，ファイルケース，カゴ，専用の箱などを作ったり購入したりしてから，物をグループに分けて保管したり，ラベルを貼ったりすることが必要になるかもしれません．それぞれの場所はどんな機能があって，そこでどんな活動をするかを考えてみましょう．たとえば書斎でする活動には次のようなことが考えられます．

- 個人的な資産管理をする
- 仕事に関連した資料を読んだり，書いたりする
- 写真や縫物といった趣味のことを行う

ジュリー・モーガンスターンは整理整頓に関する役立つ本を執筆しており[57]，こうした機能ごとに部屋を「エリア」に区切り，それぞれに関連する用具をすべてそのエリアに備えることを提案しています．たとえば資産管理にあてるエリアに銀行口座やクレジットカードの明細，水道

や電気など公共料金の請求書，家賃やローンなどのファイル，そして小切手帳や電卓などを保管する引き出しを置きます。仕事に関連した活動のためのエリアにはコンピュータ，プリンター，仕事に使うファイルなどを置くことになるでしょう。そして趣味のためのエリアには，その趣味の活動に必要な用具を一緒にまとめて置きます。そのスペースをどのように整理するか，図を書いて計画してもよいでしょう。

ファイルで整理するシステムを作る

書類はすべて，**わかりやすくインデックスを付けたファイルフォルダー**に入れ，移動しやすいように **50音順**にして，ファイル用の引き出しに立てて入れるか机の上に立てて置いたファイル入れに入れます。ファイルを**色分け**すれば探すときに非常に便利です（たとえば資産管理関係のファイルは緑色に，趣味に関するファイルは青色にするなど）。

未決箱と既決箱

「**未決箱**」や「**既決箱**」を机の上に置いておくことも非常に役立ちます。「未決箱」（ファイルフォルダーでもよい）には新しく届いた請求書や手紙で対応が必要なものを入れます。一方，すでに書き終えて投函すべき手紙や別の部屋へ移動させたり仕事にもっていったりするその他の書類などは「既決箱」に入れておくのです。未決箱の中身は，少なくとも週に1回，決まったとき（毎週土曜日の朝など）に確認して管理します。既決箱の中身はその後机を離れるときに，それぞれ最終的な行き先へ移動させるとよいでしょう。

プロセス

身の回りを整理整頓すること，とりわけ乱雑に物がうず高く積み重なった空間をきちんと整理整頓することはとても大変な作業ですから，かなりの嫌悪感を引き起こす可能性があります。これまでに学んできた，困難なタスクに取りかかり，最後までやり通すための方略がここでも役に立ちます。

1. 小さく分解する。書斎やガレージなどの全体を一度に整理できると期待してはいけません。整理する場所をいくつかの部分に分割します。たとえば，その場所を格子状に切り分け，一度に1区画ずつ取り組むのです。あるいは，一度にかけるのは30分だけ（耐えられるだろうと思う時間でかまいません）というように計画してもいいでしょう。タイマーがあれば，はっきりと決まった終わりがあるとわかって気が楽だという場合は，タイマーをセットしてください。
2. ステップ1に基づき，全部で何回の作業が必要かを決め，リストを作成します。各回の日付と時間を決めます。それをスケジュール帳の予定に組み入れましょう。
3. 各回の後に（自動的に得られるものも含め）強化子を自分自身に与えるよう計画します。
4. もうやめてしまいたいという誘惑に駆られるのを感じたらすぐに目を閉じ，そのスペースが

きちんと整理されたらどれほど見栄え良くなり，どれほど機能的になるか，またそうすれば（自分自身についても）どれほど良い気分になるか視覚化して（思い浮かべて）ください。
5．保管すべきものと捨てるべきものを選別するシステムを用います。「FAT」，つまりファイル（File）－行動（Action）－ごみ（Trash）と覚えましょう。段ボール箱やビニール袋などを3つ用意し，それぞれ「ファイル」「行動」「ゴミ」と記します。あなたの手を通過するものはすべて，ファイルに入れる（保存する・片づけておく）必要があるもの，何らかの行動を取る必要があるもの，ゴミになるもののいずれかとなり，3つの箱（袋）のどれかに入れることになります。どう処理するかすぐには決められないものは行動の箱に入れておき，後でもう一度よく考えます。
6．もし可能なら，このプロセスを進めていくのを手助けしてくれる人を募ります。

　警告！　興味深いものに目を通していると，ちょっと（すべきことを）中断して，その新聞の切り抜きを読みたい，友人からのその手紙をもう一度読み直したい，あるいはそのカタログに最後まで目を通してしまいたいといった非常に強い誘惑に駆られることがあるでしょう。しかし，**その衝動に抵抗してください。さもないとわき道に逸れ，決して自分の仕事を終えられなくなってしまいます。**そうした興味深いものは，脇にとっておいて休憩のときに見るようにします。それを強化子（上述のステップ3）にするのです。

第7回 ホームワーク

整理する

整理整頓のシステムを作る

ステップ1
　もっと整頓したい，あるいはもっと効率よく機能するようにしたいと思う場所をひとつ選びます。自宅の書斎，オフィス，キッチン，クローゼット，道具置き場，自動車などどこでもかまいません（可能性のあるものを挙げていったら，きりがありません）。

ステップ2
　その空間を対処しやすく3つのエリアに分け，次ページに記入します。

ステップ3
　今回学習した原則を取り入れながら，分けたエリアのなかからひとつ選び，その空間をどのように整理し直すか計画を立てます。いきなり飛び込んで取りかかるのではなく，まずは必ず時間をとって，どのようなアプローチを取るかを考えましょう。次ページに計画を書き出すか，図にしてください。別のエリアは次のときに行います。

▶覚えておこう

始められないでいるなら、最初のステップが大きすぎるのだ

もっとレベルを引き下げましょう（たとえばクローゼット全体ではなく，最初は棚の1段から，自動車全体ではなく，グローブボックスから整理を始めるとよいでしょう）。

ステップ4（任意だが推奨）
　自分の取り組みの結果が見てわかるように，「前」と「後」の写真を撮ります。

場所：

エリア：

   A

   B

   C

エリア A の行動計画：

やり遂げたこと：

第8回 リーダーズマニュアル

整理する

整理整頓のシステムを実行する

ターゲットスキル
- セルフマネジメント技能を用いて,身の回りの整理整頓を実行する

エクササイズ
- 書類の山を分類する
- 置き間違いやすい物の場所を決める

ホームワーク
- 3つに分けたエリアの2つ目(エリアB)を整理する

用意するもの
- 郵便物や書類など雑多な物を詰め込んだ袋

» セラピストメモ

このセッションでは新しい学習内容は導入しません(「今回のまとめ」もありません)。これは,参加者のホームワークについて話し合うのに十分な時間を取って,各自の整理の必要な場所と目的を引き出し,前回セッションで話し合った原則を適応しながら適切なシステムを選び作り上げていくことができるよう支援するためです。

参加者が,自身の整理の計画をやり抜くのに困難を抱えているような場合は,第7回の「プロセス」を見直し,これまでに学んできたスキルを再度思い出させます。困難なタスクを対処しやすく分解することや,随伴性自己強化,報酬の視覚化(この場合,きちんと整理されたら得られるであろう,秩序,平易さ,効率を視覚化すること)といったスキルです。

エクササイズ 1 　書類の山を分類する

書類や郵便物などさまざまに詰め込んだものを一袋用意します。よくたまってしまって,仕分けてファイルするか捨ててしまうかする必要があるような物です。自分の机や同僚の机からかき集めてきてもいいでしょう(もちろん個人情報にかかわるものは取り除きます)。このエクササイズはリーダーが行ってもかまいませんが,できれば参加者のなかから数人に交替で

リードを取ってもらいます。袋のなかの書類をひとつずつ参加者の前で掲げて説明し、それぞれをどう処理したらいいか（ファイル・行動・ゴミのいずれか、ファイルの場合はどのファイル名のところに入れるか）について他の参加者に意見を求めながら、ひとつひとつ仕分けます。

エクササイズ 2

参加者に、たびたび失くしたり、置き間違えたりしてしまう品物（たとえば鍵、携帯電話、レシート、税の申告に必要な書類など）を挙げてもらい、それについて簡単に見つけられる置き場所を作ります。たとえば、鍵をかけるためのフックをドアの近くに取りつけるなどが考えられます。

ホームワーク

ホームワークは、前回に続き、整理の計画の次のエリアに取り組むことです。

第 8 回 ホームワーク

整理する

整理整頓のシステムを実行する

ステップ1
第 7 回のホームワークから，今回整理するエリア B を選びます。

ステップ2
選んだエリアについて，第 7 回の原則を用いて，その空間をどのように整理し直すか計画を立てます。いきなり飛び込んで取りかかるのではなく，まずは必ず時間を取り，どのようなアプローチを取るかを考えましょう。下に計画を書き出すか，図にしてください。

ステップ3
原則を用いて，そのエリアを整理整頓します。

エリア B の行動計画：

....
....
....
....
....
....

やり遂げたこと：

....
....
....
....
....
....

第9回 リーダーズマニュアル

整理する

整理整頓のシステムを維持する

<u>ターゲットスキル</u>
- 整理整頓を維持する

<u>エクササイズ</u>
- 整理整頓を維持するための計画を完成させる

<u>ホームワーク</u>
- 郵便物を仕分ける
- エリアCを整理する

▶覚えておこう

すべての物がその居場所にある

　これはおそらくADHDをもつ人にとって，整理することの最も難しい部分です。物を使用した後は元の場所に戻し，新しい物があればファイルして片づけるというのは，おそらく日常生活のなかでも最もやりがいのない仕事でしょう。退屈な，つまらない，すぐに満足を得られるわけでもないこと，これらはいずれもADHDをもつ人にとって最も魅力のないことです。しかしこれは秩序を保つのには必要不可欠なことであり，秩序とはこれ以外のしたいと思うことほとんどすべてのことに，なくてはならない必要なことなのです。

　最も重要な鍵は「物をためないようにする」ことです。この場合の「物」とは，郵便物，皿，分類してファイルするべき書類，洋服などといった個人の所有物でしょう。片づけなければならない物が山積みになっているのを見ることほど，やる気を殺ぎ，圧倒されることはありません。しかもそうなると，取りかかって何らかの結果があらわれるまでにそれこそ長い努力が必要なのです。そうするとおそらく始めたいとさえ思わないでしょうから，山は日に日にいっそう大きくなっていきます。ますます触れたくなくなり，山は日に日にさらに大きくなるのです。（そしてこの繰り返しです。いやになるほど繰り返されるのです）。

　したがって最も成功するアプローチは，**すぐに，あるいは毎日，物を片づけることです。**な

ぜそうするのでしょうか？　その利点は次のとおりです。

1．いつでも必要な物を簡単に見つけることができる。
2．いつでもきちんと整って見えるでしょう。それほど意識していないかもしれませんが，乱雑な，整理されていない様子が見えているのは大きなストレスになるものなのです。
3．整頓する・片づけるといっても，その都度ほんの数分の努力で済みます。それだけで（ほとんど即座に），プラスの結果を目にする満足感を得られるのです。机は邪魔な物がなくすっきりし，キッチンは清潔でぴかぴかです。

▶覚えておこう
今日しなかったことは，消えるわけではない――明日になればもっと大変になるだけだ

郵便物を処理する

　郵便物というのは，毎日やればほんの数分で処理できるものなのに，放っておくとどんどんたまって圧倒せんばかりの大きさになってしまうものの典型例です。これに対処するための戦略をご紹介します。

　あなたは帰宅したとき最初に何をしますか？　何か食べるものをとってきますか？　ソファにもたれてテレビをつけますか？　ここでお勧めするのは，そうしたことを**ほんの数分**，後回しにし，先に郵便物を片づけてしまうのです。**それから**リラックスすればいいのです。

1．家に入ったらすぐに，**ゴミ箱のそばに立つか座るかして**郵便物を処理してしまいます。
2．**必要ない物**（広告など）は即座に捨てます。
3．残った物を，支払うべき請求書，明細などのファイルに綴じる情報などに分類し，**その場で適切なファイルに入れます**。さらに何らかの行動をとる必要がある物（返事が必要な手紙など）は未決箱に入れます。
4．人との約束や予約などの新しい項目は，いずれもスケジュール帳かカレンダーに書き込みます。時間，場所，行き方，その他の要件（服装など）も必ずいっしょに書きます。また，その予定のためにあらかじめ何かしなくてはならない場合はそれもスケジュール帳に記入します。たとえばプレゼントを買う，着て行く服を購入する，ベビーシッターに電話するなど，予定の日付とともに記入してください。

　**これだけです！　そんなにあっという間に済んでしまうなんて信じられないというなら，今夜

か明日にでも，次に郵便物を受け取ったときに時間を計ってやってみてください。（これが今回のホームワークのひとつです。）

　注意：物を即座にファイルするのは大変でとても無理だという場合は，少なくとも未決箱に入れ，定期的に（たとえば毎週土曜日か日曜日の朝，決まった時間に）腰を据えて未決箱のなかの物をすべて処理するとよいでしょう。

　確定申告に役立つコツ：机のそばにファイルを置いて，所得から控除される項目にあたるレシートをすべてそこに入れるようにしておけば，毎年申告の時期がきたときにかなりの時間とイライラを省くことができるでしょう。レシートが自宅に持ち込まれたときすぐにファイルに差し込んでおくだけでいいのです！

　請求書支払のコツ：インターネットバンキングは非常に時間の節約になります。最初の設定に少し時間がかかるだけで，小切手を作成し，記録して，さらに郵送するのに時間を費やす必要は一切なくなります。決まった額の月々の振込み（車の支払いや家賃など）を自動的に行うこともできるので，振込み忘れを心配する必要もなくなります。

エクササイズ　整理整頓を維持する

　郵便物以外に何か，なんとかしたい問題はないか，グループに挙げてもらいます（皿洗い，洋服や道具の片づけなど）。それを**毎日**行うためのシステムを作ります。

> » **セラピストメモ**
>
> 　参加者から挙がらなかったとしても，仕事の終わりの数分間を利用して，資料を片づけたり書類をファイルしたりして，翌朝きれいに片付いた机で新たな気持ちで仕事を始める必要について触れてください。机の上に積み重なった資料の山は，ADHDをもつ多くの人にとって大きな問題です。

整理する

整頓整理のシステムを維持する

▶覚えておこう

すべての物がその居場所にある

最も重要な鍵は「物をためないようにする」ことです。この場合の「物」とは，郵便物，皿，分類してファイルするべき書類，洋服などといった個人の所有物でしょう。片づけなければならない物が山積みになっているのを見ることほど，やる気を殺ぎ，圧倒されることはありません。しかもそうなると，取りかかって何らかの結果があらわれるまでにそれこそ長い努力が必要なのです。そうするとおそらく始めたいとさえ思わないでしょうから，山は日に日にいっそう大きくなっていきます。ますます触れたくなくなり，山はさらに大きくなるのです。(そしてこの繰り返しです。いやになるほど繰り返されるのです)。

▶覚えておこう

今日しなかったことは，消えるわけではない——明日になればもっと大変になるだけだ

郵便物を処理する

郵便物というのは，毎日やればほんの数分で処理できるものなのに，放っておくとどんどんたまって圧倒せんばかりの大きさになってしまうものの典型例です。これに対処するための戦略をご紹介します。

あなたは帰宅したとき最初に何をしますか？ 何か食べるものをとってきますか？ ソファにもたれてテレビをつけますか？ ここでお勧めするのは，そうしたことを**ほんの数分**，後回しにし，先に郵便物を片づけてしまうのです。**それから**リラックスすればいいのです。

1. 家に入ったらすぐに，**ゴミ箱のそばに**立つか座るかして郵便物を処理してしまいます。
2. **必要ない物**（広告など）は即座に捨てます。
3. 残った物を，支払うべき請求書，明細などのファイルに綴じる情報などに分類し，**その場で適切なファイルに入れます**。さらに何らかの行動をとる必要がある物（返事が必要な手紙など）は未決箱に入れます。
4. 人との約束や予約などの新しい項目は，いずれもスケジュール帳かカレンダーに書き込みます。時間，場所，行き方，その他の要件（服装など）も必ずいっしょに書きます。また，その予定のためにあらかじめ何かしなくてはならない場合はそれもスケジュール帳に記入します。たとえばプレゼントを買う，着て行く服を購入する，ベビーシッターに電話するなど，予定の日付とともに記入してください。

これで終わりです！　そんなにあっという間に済んでしまうなんて信じられないというなら，今夜か明日にでも，次に郵便物を受け取ったときに時間を計ってやってみてください。

　注意：物を即座にファイルするのは大変でとても無理だという場合は，少なくとも未決箱に入れ，定期的に（たとえば毎週土曜日か日曜日の朝，決まった時間に）腰を据えて未決箱のなかの物をすべて処理するとよいでしょう。

　確定申告に役立つコツ：机のそばにファイルを置いて，所得から控除される項目にあたるレシートをすべてそこに入れるようにしておけば，毎年申告の時期がきたときにかなりの時間とイライラを省くことができるでしょう。レシートが自宅に持ち込まれたときすぐにファイルに差し込んでおくだけでいいのです！

　請求書支払のコツ：インターネットバンキングは非常に時間の節約になります。最初の設定に少し時間がかかるだけで，小切手を作成し，記録して，さらに郵送するのに時間を費やす必要は一切なくなります。決まった額の月々の振込み（車の支払いや家賃など）を自動的に行うこともできるので，振込み忘れを心配する必要もなくなります。

第9回 ホームワーク

整理する

整理整頓のシステムを維持する

エクササイズ1：郵便物の仕分け

今回学習した方法で，時間を計って郵便物を処理しましょう。

開始時間　　　　　　　終了時間

1週間毎日このシステムでやってみましょう。取り組んだ日に印をつけてください。

月曜日	火曜日	水曜日	木曜日	金曜日	土曜日

エクササイズ2：整理　エリアC

ステップ1

第7回のホームワークから，今回整理するエリアCを選びます。

ステップ2

選んだエリアについて，第7回の原則を用いて，その空間をどのように整理し直すか計画を立てます。いきなり飛び込んで取りかかるのではなく，まずは必ず時間を取り，どのようなアプローチを取るかを考えましょう。下に計画を書き出すか，図にしてください。

ステップ3

原則を用いて，そのエリアを整理整頓します。

ステップ4

このエリアの整頓を維持するための計画を考えましょう。

ステップ5

整理「後」の写真を撮り，よければグループのみんなに見せてください！

エリアCの行動計画：

....
....
....
....
....
....

やり遂げたこと：

....
....
....
....
....
....

このエリアの整頓を維持するための計画：

....
....
....
....
....
....
....

第10回……リーダーズマニュアル

計画を立て，やり遂げる！

ターゲットスキル
- 小さく分解する，優先順位をつける，スケジュールを組む，報酬を視覚化する，動機を維持する，自分に報酬を与える，他者の支援を得るといったスキルを活用して，計画を立てる

エクササイズ
- 「フローチャート」を用いて計画を立てる

ホームワーク
- 「フローチャート」を用いて計画を立てる（実例あり）

　計画を立て，実施するにあたっては，これまで話し合ってきた，時間を見積もる，スケジュールを組む，優先順位をつける，対処しやすく分解する，自己報酬によって動機を維持するといったことに関連するスキルを活用することになります。すべてがここでひとつになるのです。参加者の誰かが現在計画中のこと，あるいは達成したいと思っていることをひとつ選んで，そのプロセスを具体的に説明しましょう。

エクササイズ

　参加者に例を挙げてもらいます。家のちょっとした修繕や模様替え，パーティの計画，休暇の計画といった家庭内のことについての計画が最もよいでしょう。仕事の計画にする場合は，専門的すぎて他の参加者が取り組めないといったことにならないよう，詳細を十分に聞き出します。

　参加者から計画するものの例が挙がらない場合は次の例を使います。「12名参加のホームパーティを計画する」（または「休暇の旅行を計画する」）。少し難しくするなら，「同窓会／クラブ／社会団体のために，講演者を招いて100名参加の夕食会を計画する」といったものでもかまいません。

　「フローチャート」（ホームワークの後半）のコピーを配り，説明しながら同じものを板書します。大きな目標を小さな目標に分解するプロセスを説明します。参加者から情報を引き出しながら，小目標を作ります。たとえばディナーパーティを計画するためにはまず日付を選定す

ること，その後は招待客のリスト，メニュー，テーブルの飾りつけ，家の準備（各欄にそれぞれ記入）について決める必要があります。3列目では，これをそれぞれさらに分解します（たとえば招待客リストを完成させるためには招待状を購入し，宛名を書き，郵送しなくてはなりません）。旅行の計画を立てるには，日付と行き先を決める，それから列車や飛行機を予約する，ホテルを予約する，荷物は何を持っていくかを決める，ペットの世話や郵便物などの自宅の手はずを整えるといったことが必要となります。夕食会を計画するにあたってはまず利用可能な予算を知ること，その後，講演者の選定，場所の選定，招待状，現場での準備といった点についてそれぞれ計画しなくてはなりません。そしてこれらのそれぞれに下位目標があり，リーダーは同様にグループの参加者の意見を引き出しながら取り組み，いずれも板書で適切な欄に示します。夕食会の日付は固定になることもあるでしょうし，講演者，場所などの都合次第ということもあります。下位目標は必ずそれぞれ完了の日付を決めるようにします。難しい計画，複雑な計画の場合はフローチャートの右側に4つ目の欄を付け加えてもかまいません。

　各ステップで，その目標・下位目標の完了に必要となることは何か，参加者に必ず質問します。特に情報，材料，他者からの支援はどのようなものが必要となるか，それをどのように手に入れるかについて尋ねます。そうするとそのそれぞれが下位の目標になります。

　フローチャートを完成させた後，そのプロセスで困難が生じると予測されるところ（あるいはこれまでよく困難が生じたところ）について参加者からコメントを求め，グループの意見を聞きながらその問題を解決していきます。

ホームワーク

　各参加者を手助けして，これから2週間，フローチャートを用いて取り組む個人の計画を選んでもらいます。2週間で（もしくは1週間でも）楽に完了できるような無理のないものにします。時間が許すかぎり，参加者がそれぞれ自分の計画のためのフローチャートに取りかかれるようにします。

第10回　ホームワーク

計画を立て，やり遂げる！

これからの1週間に始めることを選んで計画し，その次の週には実際に完了させましょう。

ステップ1
今回学習した手順で，その計画のためのフローチャート（次ページ）を作成します。各項目を完了させる日を必ず記入してください。

ステップ2
右端の欄に書き入れた項目を見直します。各欄の項目の優先順位を決めます。欄ごとに「1」から始めます。他の人の支援が必要となるであろう項目には誰に支援を求めるかも書き入れます。

ステップ3
翌週にその計画のために実行する必要がある項目について，それぞれを行うつもりの時間帯をスケジュール帳に書きこみます。最初は各欄の項目から最も優先順位の高いもの，その後他の項目のスケジュールを組みます。「項目」は，情報を得るために電話する，誰かに電話して手を貸してくれるよう頼むといったように，できるだけ簡単なものにします。できれば日々の日課のなかに計画を含めて，わざわざそのために「特別に出かける」ことをしなくてもいいようにしましょう。たとえば招待状に使うカードを購入する必要があり，スーパーマーケットで売られているとしたら，そのスーパーマーケットに次に行くときの買い物リストに招待状も入れてしまいます。

ステップ4
各項目を実際に完了したら，フローチャートとスケジュール帳でその項目をチェックし，終了の印をつけます。（これは良い気分です！）

ステップ5
計画を立てたり，実行したりするなかで起こった問題をどのようなものでも記録してください。次回，共有し，話し合います。

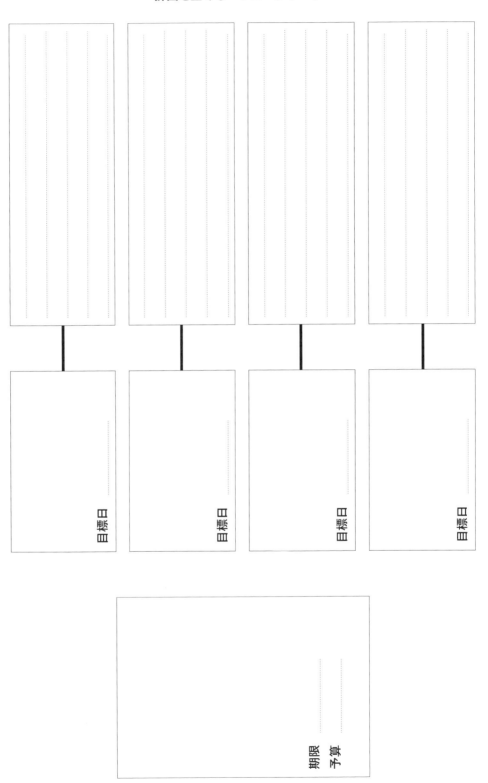

計画を立てる　フローチャート《記入例》

招待客リスト	メニュー	飾りつけ	家の準備
アドレス帳の情報を更新する　4/1	雑誌と料理本を見直す　4/16	パーティ用のテントについて調べる　5/13	ナイフやフォーク、器を磨く　6/7、6/8
招待状と切手を購入する　4/5	メニューを確定する　4/20	植木屋について調べる　5/13	家の掃除　6/10、6/11
招待状に宛名を書く　4/7	乾物を購入　6/1	植木屋に来てもらう日を決める　5/15	
招待状を郵送する　4/15	生鮮品を購入　6/12、6/13	テーブル中央の飾り、テーブルクロスなど購入　5/13	
	料理を準備する　6/13、6/14、6/15	テントを運んでもらう日を決める　5/30	
目標日　4/15	**目標日　5/15**	**目標日　5/30**	**目標日　6/14**

12人参加のホームパーティ

- 期限　6/15
- 予算

第11回 リーダーズマニュアル

計画を立てる

実行する

ターゲットスキル
- これまでに学習してきたセルフマネジメント技能を使って，計画を継続して実行できるようにする

エクササイズ
- 参加者の計画の進み具合を確認する

ホームワーク
- 各人の計画を完了する

> » **セラピストメモ**
> 　今回は新しい学習内容はありません。各参加者の計画について話し合うのにたっぷり時間を使いましょう。「今回のまとめ」はなし，「ホームワーク」は前回の続きです。

　各参加者の計画について話し合う際には，できる限りこれまでに出てきたスキルを活用し，強調するよう気を配ってください。たとえばスケジュール帳を使って自分の計画にきちんと時間を配分する，1日のなかで優先順位をつける，小目標の実行の締切日を守る，報酬の視覚化などの技法を活用する，完了まで動機を維持するために他者の支援を得るといったスキルです。

ホームワーク

　引き続き各自の計画に取り組み，1週間で計画を実行します。

第12回 リーダーズマニュアル

将来に目を向ける

目　標
- 参加者の次の行動を支援する
  ・本プログラム参加での自身の進歩，現在の状態，将来のニーズを自己評価する
  ・将来のニーズに対する具体的な計画を立てる
  ・終結をめぐる感情を述べる
  ・グループ終了後の評価（自分自身について，プログラムについて）に回答する

ホームワーク
- 将来に目を向ける

I　自己評価

　参加者はそれぞれの成長の旅路におけるさまざまな段階でこのグループに参加し，プログラムに対する反応の仕方も各々異なっていたこと，そして今もそれぞれがニーズと目標に関して異なる「場所」にいることに目を向けさせます。ホームワークの確認の後，部屋のなかをぐるりと見て回り，参加者に自分自身の旅路という観点から，自分が今，どこにいるか——ここまででどのような目標が達成され，そしてこれからどのような目標が望まれるか——を参加者と話し合い，分かち合うよう促します。

> **» セラピストメモ**
> 　新たに習得した方略，変えた習慣，獲得した洞察などのプラスの変化に目を向けさせ，強化する重要な機会です。参加者全員で話し合う際にはリーダーは参加者らが見落としていること，過小評価していることのなかからそうしたプラスの変化を積極的に強調するとよいでしょう。

Ⅱ　今後も成長を続けていくための選択肢を提案する

　選択肢として，個人療法，コーチング，もう一度グループ療法を受けるなどが考えられます。将来どのような困難が生じる可能性があり，それをどのように認識し，取り組めばよいかを，参加者と一緒に事前に予測して，対処します。

　セッション中の適切な時点で，参加者と一緒に今回のまとめの「将来に目を向ける」方略のまとめを読み上げて見ていきます。

Ⅲ　終結をめぐる感情を述べてもらう

　このグループについてどのように感じたか，そしてそれが終わろうとしている今どのような気持ちでいるのかを，参加者に尋ねます。この話し合いで，もう一度グループに参加することや「ブースター」セッション（プログラム受講後のフォローアップセッション）を受けることに関心をもつ人もいるでしょう。

Ⅳ　参加後の評価とプログラム評価に回答してもらう

　グループ参加者の進歩を評価するため，最後の 30 〜 45 分は，CAARS, BRIEF, ON-TOP, Beck Depression Inventory など，ベースラインで実施した質問紙について参加者に回答してもらうための時間とします。また，プログラムの参加者評価にも記入してもらいます。

第12回……今回のまとめ

将来に目を向ける

　これまでに学んできた重要な方略のまとめです。このままどこかに貼っておいてもよいでしょう。

分解する

何事も分解していくつかの部分に分ける
　　それでも始めるのが難しければ，さらに小さく分解します。

予定を決めてスケジュール帳に書き込む／かかる時間を予測する／優先順位をつける
　　スケジュール帳に書かれていないことは，存在しない。

完了したら，それに対して楽しい小さな報酬を得られるよう計画する
　　第3回で作成したリストを参考に。

完了させることを視覚化する
　　完了後に起こるであろう，あらゆる喜ばしい感情と結果をイメージします。

完了させたときに時間を測る
　　かかる時間についての判断力を磨くために，実際にかかった時間と予測した時間を比較します。

始めることがいちばん難しい

最も簡単な部分から始めることで，楽に取りかかれるようにする
　　始めることがまだ難しいようなら，まだやろうとしていることが多すぎるのです。
　　困難になったところで投げ出すことは絶対にしてはいけません。再開するのは，ますます困難になるでしょう。

最初に何をするか決めかねている場合は，スケジュール帳に書いた，次に優先順位が高い項目を行う。
　　もう少し詳しくいうと，次のような項目です。
　　　・最もしそうにないこと。
　　　・その瞬間に最も都合がいいこと。
　　　・今，最もやって楽しいだろうと思うこと。

集中を妨げる物事をできる限り減らす

面白そうな雑誌や本が周りにないところへ行きます。テレビ，ラジオがなく，人が話している声が届かない範囲に行きます。ドアを閉めます。留守番電話を使うとよいでしょう。

整理する

整理整頓するべき空間を選び，それを「エリア」に分ける

まだ始めるのが難しい場合は，そのエリアをさらに小さなエリアに分解する。

エリアごとに行動計画を立てる

決断には，FATシステム──ファイル（File），行動（Action），ゴミ（Trash）──を活用する。物をファイルにとじたり，保管したりする際には，そうして整理するものを増やす前に減らすようにする。友人とパートナーを組む。音楽を使う。

エリアの整頓を維持する。今後そのエリアの整頓がやる気を殺ぐようなものにならないようにする

最初に走り出すときよりも，すでに走っていて走り続けるほうが簡単です。

> 任意選択　　リーダーズマニュアル

時間通りに就寝・起床・出勤する

> **ターゲットスキル**
> - 時間通りに起きて，仕事に行くことが難しい理由を理解する
> - この問題に取り組む方略を作る
>
> **ホームワーク**
> - 自分の思考を同定する
> - 自分の進歩をたどる

　仕事に遅刻することは，ADHDをもつ成人が共通して抱える問題です。しかし，時間通りに起きなければ時間通りに仕事に着くことはできませんし，時間通りに寝なければ時間通りに起きることはできないものなのです。まずはそこから始めることにしましょう！

I　ADHDをもつ多くの人にとって寝るのが難しいのはなぜか？

　最初に参加者に答えてもらい，それを板書します。以下の点は，グループから自発的にあがらなかった場合にも，必ず提示します。

- していること（たとえばネットサーフィンやテレビゲーム，読書，テレビといった刺激的な行動）を途中でやめるのが難しい。
- 楽しんだり，すべきことを終えたりするための「自分だけの時間」をようやくもてた（これは日中の時間をよく計画していないため）。
- 就寝時間・起床時間が不規則なのは，寝るべきときに眠くないということを意味している。

II　時間通りに寝ないことによって起こる問題

　睡眠が不十分だと，身体的，精神的にどのような結果が生じるか，詳しく説明します。疲労，身体的に病気にかかりやすくなること，ADHDをもつ人がすでに問題を抱えている機能（注

意を集中し維持する，整理するなど）の多くに対して良くない影響があることを説明します。

Ⅲ　規則正しい就寝時間のためにできること

1. **明確な就寝時間を決め，それを守り通します**(週末は多少融通をきかせても)。身体がきまった就寝時間に慣れてくると，その時刻頃になると眠くなるようになってきます。たいていの大人は1晩に7〜9時間の睡眠が必要です。
2. 就寝時間の1時間前にリラックスをはじめ，就寝の準備をするよう計画します。
   - **刺激のスイッチをオフにする**
     - パソコンを切る
     - 携帯電話の電源を切る
     - テレビを消す
     - 就寝の2時間前からは，運動は避け，おなかにたまるものを食べない
   - **リラックスのスイッチをオンにする**
     - 温かいお風呂に入る
     - リラックスできる音楽をかける
     - 本を持ってベッドに入る（ただし，やめられなくなりそうな本はダメ！）
3. 就寝前の時間が，一日のなかで，会社や，夫または妻，子どもなど他の人から要求されるのではなく，ようやく訪れた自分の好きにできる時間なのだからと，ベッドに向かうのに抵抗を覚えることはよくあります。これに対する解決策として，日中や夕方早くに「休憩時間」「自分の時間」を増やすことです（すなわち，仕事を早めに切り上げるのです）。
4. それでも寝る準備をするために**物事を中断する**ことが難しいとしたら，遅くまで寝ないで起きていた場合の結果をインデックスカードに書いてリストを作りましょう。翌日どのような気分や顔色になるか，効率的に動けるかなどを書きます。そして，それを枕の上か，ベッド脇のテーブル，その他「熱中している」可能性が最も高いときに目につく場所に置いておきます。
5. 他の参加者から，その他の解決策を募ります。

Ⅳ　時間通りに目を覚まし，仕事に到着するためにできること

1. 時間通りに寝るようにするだけで，時間通りに起きるのにおおいに役立ちます。リフレッシュし，前進するエネルギーも蓄えて目を覚ますことができるでしょう。
2. 朝の出発前の日課の**計画を立て**ます。
   - パニックになって慌てることなく**快適に，かつ効率よく**準備をするために必要な時間（必要に応じて時間の見積もりを行いましょう），通勤にかかる時間を，正確に知りましょう。

- 前日の夜にできることはすべてしておきます。
    - **スケジュール帳を見て**，翌日の予定を確認する
    - 洋服を選ぶ
    - お弁当を作る
    - 持ち物を鞄に集め，ドアのそばに置いておく
3. **アラームをセット**します。必要ならば2つでも。十分に睡眠をとればアラームは必要なくなるかもしれません。

任意選択……今回のまとめ

時間通りに就寝・起床・出勤する

　仕事に遅刻することは，ADHDをもつ成人が共通して抱える問題です。しかし，時間通りに起きなければ時間通りに仕事場に着くことができませんし，時間通りに寝なければ時間通りに起きることはできないものなのです。まずはそこから始めることにしましょう！

I　ADHDをもつ多くの人にとって寝るのが難しいのはなぜか？

- していること（たとえばネットサーフィンやテレビゲーム，読書，テレビといった刺激的な行動）を途中でやめるのが難しい。
- 楽しんだり，すべきことを終えたりするための「自分だけの時間」をようやくもてた（これは日中の時間をよく計画していないため）。
- 就寝時間・起床時間が不規則なのは，寝るべきときに眠くないということを意味している。

II　時間通りに寝ないことによって起こる問題

　疲労，身体的に病気にかかりやすくなること，ADHDをもつ人がすでに問題を抱えている機能（注意を集中し維持する，整理するなど）の多くに対して良くない影響があります。

III　規則正しい就寝時間のためにできること

1. **明確な就寝時間を決め，それを守り通します**(週末は多少融通をきかせても)。　身体がきまった就寝時間に慣れてくると，その時刻頃になると眠くなるようになってきます。たいていの大人は1晩に7～9時間の睡眠が必要です。

　遅い時間に寝る習慣になっていて，早く起きられるようにしたい場合は，毎朝少しずつ（たとえば15分ほど）時間を早めていきましょう。夜も同じだけ寝る時間を早めていきます。早起きを続けていれば，夜も早く疲れるようになり，早く眠れるようになるでしょう。

2. 就寝時間の1時間前にリラックスをはじめ，就寝の準備をするよう計画します。
    - **刺激のスイッチをオフにする**
        - ・パソコンを切る
        - ・携帯電話の電源を切る
        - ・テレビを消す

・就寝の2時間前からは，運動は避け，おなかにたまるものを食べない
- **リラックスのスイッチをオンにする**
    ・温かいお風呂に入る
    ・リラックスできる音楽をかける
    ・本を持ってベッドに入る（ただし，やめられなくなりそうな本はダメ！）
3. 就寝前の時間が，一日のなかで，会社や，夫または妻，子どもなど他の人から要求されるのではなく，ようやく訪れた自分の好きにできる時間なのだからと，ベッドに向かうのに抵抗を覚えることはよくあります。これに対する解決策として，日中や夕方早くに「休憩時間」「自分の時間」を増やすことです（すなわち，仕事を早めに切り上げるのです）。
4. それでも寝る準備をするために**物事を中断する**ことが難しいとしたら，遅くまで寝ないで起きていた場合の結果をインデックスカードに書いてリストを作りましょう。翌日どのような気分や顔色になるか，効率的に動けるかなどを書きます。そして，それを枕の上か，ベッド脇のテーブル，その他「熱中している」可能性が最も高いときに目につく場所に置いておきます。

IV 時間通りに目を覚まし，仕事に到着するためにできること

1. 時間通りに寝るようにするだけで，時間通りに起きるのに大いに役立ちます。リフレッシュし，前進するエネルギーも蓄えて目を覚ますことができるでしょう。
2. 朝の出発前の日課の**計画を立てます**。
    - パニックになって慌てることなく**快適に，かつ効率よく**準備をするために必要な時間（必要に応じて時間の見積もりを行いましょう），通勤にかかる時間を，正確に知りましょう。
    - 前日の夜にできることはすべてしておきます。
        ・**スケジュール帳を見て**，翌日の予定を確認する
        ・洋服を選ぶ
        ・お弁当を作る
        ・持ち物を鞄に集め，ドアのそばに置いておく
3. **アラームをセット**します。必要ならば2つでも。十分に睡眠をとればアラームは必要なくなるかもしれません。

任意選択……ホームワーク
時間通りに就寝・起床・出勤する

ステップ1：計画する

今回学習した問題をよく考え，自分は何時に**就寝する**のがいちばんよいかを決めます。その時間の前に**1時間**，就寝準備を始めるための時間をとっておきます。

とても遅い時間に寝る習慣になっていて，もっと早く起きられるようになりたいと思う人は，目覚まし時計の時間を毎朝少しずつ（たとえば15分ほど）早めていきましょう。夜も同じように，寝る時間を毎晩少しずつ早めていくように計画します。早起きを続けていれば，夜も疲れる時間が早くなり，早く眠れるようになるでしょう。

ステップ2：思考を同定する

就寝時間の1時間前になってもしていることをまだ終えていない，あるいはスローダウンしていない場合には，自分がしていることと，それについて抱いている思考を書き出してください。

たとえば，もう灯りを消す時間になっているというのに，新聞を読むのに夢中になってやめられないとします。考えていることは次のようなことかもしれません「あと2，3分だけ。この新聞を読める時間は今しかない。本当におもしろい記事だ」。

次に，その思考にどのように反論するか書き記します。たとえば「寝ることのほうが重要だ。もし寝なかったら，明日それをつくづく実感することになるだろう。**今すぐにやめなくては**。新聞は，明日朝食を食べながら／電車に乗っているときに読み終えることができるだろう」。これがあなたの「対抗する思考」です。次ページに書き出しましょう。

ステップ3：進歩を確認する

次ページの表を使います。各週の第1日目にあたる日付を書き込んでください。

次の時刻を書き込みます。
1. **実際に寝る準備を始めた時刻**
2. **布団に入った時刻**
3. **眠りに落ちた時刻（翌日わかる範囲で）**
4. **翌日起きた時刻**

これを1カ月間続けて，進歩を観察します。（習慣を変えるのには時間がかかるということを覚えておいてください。）

思考を同定する

月曜日　状況と思考

　　　　対抗する思考

火曜日　状況と思考

　　　　対抗する思考

水曜日　状況と思考

　　　　対抗する思考

木曜日　状況と思考

　　　　対抗する思考

金曜日　状況と思考

　　　　対抗する思考

土曜日　状況と思考

　　　　対抗する思考

日曜日　状況と思考

　　　　対抗する思考

進歩を確認する

週	日	準備を始めた時刻	就寝時刻	眠った時刻	起きた時刻（翌日）
1	月曜日				
	火曜日				
	水曜日				
	木曜日				
	金曜日				
	土曜日				
	日曜日				
2	月曜日				
	火曜日				
	水曜日				
	木曜日				
	金曜日				
	土曜日				
	日曜日				
3	月曜日				
	火曜日				
	水曜日				
	木曜日				
	金曜日				
	土曜日				
	日曜日				
4	月曜日				
	火曜日				
	水曜日				
	木曜日				
	金曜日				
	土曜日				
	日曜日				

文　献

1) Aase, H., & Sagvolden, T. (2006). Infreqeunt, but not frequent, reinforcers produce more variable responding and deficient sustained attention in young children with attention-deficit/hyperactivity disorder (ADHD). *Journal of Child Psychology and Psychiatry, 47*(5), 457–471.
2) Adler, L. A., Goodman, D. W., Kollins, S. H., Weisler, R. H., Krishnan, S., Zhang, Y., et al. (2008). Double-blind, placebo-controlled study of the efficacy and safety of lisdexamfetamine dimesylate in adults with attention deficit/hyperactivity disorder. *Journal of Clinical Psychiatry, 69*(9), 1364–1373.
3) Adler, L. A., Spencer, T., & Biederman, J. (2003). Adult ADHD Investigator Symptom Rating Scale—AISRS. Boston and New York: Massachusetts General Hospital and New York University School of Medicine.
4) Adler, L. A., Zimmerman, B., Starr, H. L., Silber, S., Palumbo, J., Orman, C., et al. (2009). Efficacy and safety of OROS methylphenidate in adults with attention-deficit/hyperactivity disorder: A randomized, placebo-controlled, double-blind, parallel group, dose-escalation study. *Journal of Clinical Psychopharmacology, 29*(3), 239–247.
5) Ainslie, G. (1974). Impulse control in pigeons. *Journal of the Experimental Analysis of Behavior, 21*, 485–489.
6) American Psychiatric Association. (1994). *Diagnostic and statistical manual of mental disorders* (4th ed.). Washington, DC: Author.
7) Applegate, B., Lahey, B. B., Hart, E. L., Biederman, J., Hynd, G. W., Barkley, R. A., et al. (1997). Validity of the age-of-onset criterion for ADHD: A report from the DSM-IV field trials. *Journal of the American Academy of Child and Adolescent Psychiatry, 36*, 1211–1221.
8) Barkley, R. A. (1989). The problem of stimulus control and rule-governed behavior in attention deficit disorder with hyperactivity. In L. M. Bloomingdale & J. Swanson (Eds.), *Attention deficit disorder: Current concepts and emerging trends in attentional and behavioral disorders of childhood* (pp. 203–232). Elmsford, NY: Pergamon Press.
9) Barkley, R. A. (1997). *ADHD and the nature of self-control*. New York: Guilford Press.
10) Barkley, R. A. (2006). *Attention-deficit/hyperactivity disorder: A handbook for diagnosis and treatment* (3rd ed.). New York: Guilford Press.
11) Barkley, R. A. (2011). *Barkley Deficits in Executive Functioning Scale (BDEFS)*. New York: Guilford Press.
12) Barkley, R. A., & Fischer, M. (in press). Predicting impairment in major life activities in hyperactive children as adults: Self-reported executive function (EF) deficits vs. EF tests. *Developmental Neuropsychology*.
13) Barkley, R. A., Fischer, M., Smallish, L., & Fletcher, K. (2006). Young adult outcome of hyperactive children: Adaptive functioning in major life activities. *Journal of the American Academy of Child and Adolescent Psychiatry, 45*, 192–202.
14) Barkley, R. A., Koplowitz, S., Anderson, T., & McMurray, M. B. (1997). Sense of time in children with ADHD: Effects of duration, distraction, and stimulant medication. *Journal of the International Neuropsychological Society, 3*, 359–369.
15) Barkley, R. A., & Murphy, K. R. (1998). *Attention-deficit hyperactivity disorder: A clinical workbook*. New York: Guilford Press.

16) Barkley, R. A., Murphy, K. R., & Bush, T. (2001). Time perception and reproduction in young adults with attention deficit hyperactivity disorder. *Neuropsychology, 15*, 351–360.
17) Barkley, R. A., Murphy, K. R., & Fischer, M. (2008). *ADHD in adults: What the science says*. New York: Guilford Press.
18) Barkley, R. A., Murphy, K. R., O'Connell, T., & Connor, D. F. (2005). Effects of two doses of methylphenidate on simulator driving performance in adults with attention deficit hyperactivity disorder. *Journal of Safety Research, 36*(2), 121–131.
19) Beck, A. T., Steer, R. A., & Brown, G. K. (1996). *Manual for the Beck Depression Inventory–II* (4th ed.). San Antonio, TX: Psychological Corporation.
20) Beck, J. S. (1995). *Cognitive therapy: Basics and beyond*. New York: Guilford Press.
21) Bemporad, J. R. (2001). Aspects of psychotherapy with adults with attention deficit disorder. *Annals of the New York Academy of Sciences, 931*, 302–309.
22) Biederman, J., & Faraone, S. V. (2006). The effects of attention-deficit/hyperactivity disorder on employment and household income. *Medscape General Medicine, 18*(3), 12.
23) Biederman, J., Faraone, S. V., Spencer, J. F., Mick, E., Monuteaux, M. C., & Aleardi, M. (2006a). Functional impairments in adults with self-reports of diagnosed ADHD: A controlled study of 1001 in the community. *Journal of Clinical Psychiatry, 67*(4), 524–540.
24) Biederman, J., Mick, E., & Faraone, S. V. (2000). Age dependent decline of ADHD symptoms revisited: Impact of remission definition and symptom subtype. *American Journal of Psychiatry, 157*, 816–818.
25) Biederman, J., Mick, E., Surman, C., Doyle, R., Hammerness, P., Harpold, T., et al. (2006b). A randomized, placebo-controlled trial of OROS methylphenidate in adults with attention-deficit/hyperactivity disorder. *Biological Psychiatry, 59*(9), 829–835.
26) Biederman, J., Monuteaux, M. C., Doyle, A. E., Seidman, L. J., Wilens, T. E., Ferrero, F., et al. (2004). Impact of executive function deficits and attention-deficit/hyperactivity disorder (ADHD) on academic outcomes in children. *Journal of Consulting and Clinical Psychology, 72*, 757–766.
27) Biederman, J., Monuteaux, M. C., Mick, F., Spencer, T., Wilens, T. E., Silva, J. M., et al. (2006c). Young adult outcome of attention deficit hyperactivity disorder: A controlled 10-year follow-up study. *Psychological Medicine, 36*(2), 167–179.
28) Biederman, J., Petty, C., Fried, R., Fontanella, J., Doyle, A. E., Seidman, L. J., et al. (2006d). Impact of psychometrically defined deficits of executive functioning in adults with attention deficit hyperactivity disorder. *American Journal of Psychiatry, 163*(10), 1673–1675.
29) Biederman, J., Petty, C. R., Monuteaux, M. C., Fried, R., Byrne, D., Mirto, T., et al. (2010). Adult psychiatric outcomes of girls with attention deficit hyperactivity disorder: 11-year follow-up in a longitudinal case-control study. *American Journal of Psychiatry, 167*(4), 409–417.
30) Brown, T., Reichel, P., & Quinlan, D. M. (2009). Executive function impairments in high IQ adults with ADHD. *Journal of Attention Disorders, 13*(2), 161–167.
31) Brown, T. E. (1996). *Attention-Deficit Disorder Scales: Manual*. San Antonio, TX: Psychological Corporation.
32) Brown, T. E. (2008). ADD/ADHD and impaired executive function in clinical practice. *Current Psychiatry Reports, 10*(5), 407–411.
33) Butler, A. C., Chapman, J. E., Forman, E. M., & Beck, A. T. (2006). The empirical status of cognitive-behavioral therapy: A review of meta-analyses. *Clinical Psychology Review, 26*(1), 17–31.
34) Castellanos, F. X., Sonuga-Barke, E. J., Milham, M. P., & Tannock, R. (2006). Characterizing cognition in ADHD: Beyond executive dysfunction. *Trends in Cognitive Science, 10*(3), 117–123.
35) Conners, C. K. (1994). *Conners' Continuous Performance Test*. Toronto: Multi-Health Systems.

36) Conners, C. K., Erhardt, D., & Sparrow, E. (1999). *Conners' Adult ADHD Rating Scales: Technical Manual*. Toronto: Multi-Health Systems.
37) Douglas, V. I. (1999). Cognitive control processes in attention-deficit/hyperactivity disorder. In H. C. Quay & A. E. Hogan (Eds.), *Handbook of disruptive behavior disorders* (pp. 105–138). New York: Kluwer Academic/Plenum.
38) Doyle, A. E. (2006). Executive functions in attention-deficit/hyperactivity disorder. *Journal of Clinical Psychiatry, 67*(Suppl 8), 21–26.
39) Epstein, J. N., Johnson, D. E., & Conners, C. K. (2001). *Conners' Adult ADHD Diagnostic Interview for DSM-IV*. North Tonawanda, NY: Multi-Health Systems.
40) Faraone, S. V., Biederman, J., Weber, W., & Russell, R. L. (1998). Psychiatric, neuropsychological, and psychosocial features of DSM-IV subtypes of attention-deficit/hyperactivity disorder: Results from a clinically referred sample. *Journal of the American Academy of Child and Adolescent Psychiatry, 37*, 185–193.
41) Faraone, S. V., & Glatt, S. J. (2010). A comparison of the efficacy of medications for adult attention-deficit/hyperactivity disorder using meta-analysis of effect sizes. *Journal of Clinical Psychiatry, 71*(6), 754–763.
42) First, M. B., Gibbon, M., Spitzer, R. L., Williams, J. B. W., & Benjamin, L. S. (1997). *Structured Clinical Interview for DSM-IV Axis II Personality Disorders (SCID-II)*. Washington, DC: American Psychiatric Press.
43) First, M. B., Spitzer, R. L., Gibbon, M., & Williams, J. B. W. (2002). *Structured Clinical Interview for DSM-IV-TR Axis I Disorders—Patient Edition (SCID-I/P, 11/2002 rev.)*. New York: Biometrics Research Department, New York State Psychiatric Institute.
44) Goodwin, R. E., & Corgiat, M. D. (1992). Cognitive rehabilitation of adult attention deficit disorder: A case study. *Journal of Cognitive Rehabilitation, 10*(5), 28–35.
45) Haenlein, M., & Caul, W. (1987). Attention deficit disorder with hyperactivity: A specific hypothesis of reward dysfunction. *Journal of the American Academy of Child and Adolescent Psychiatry, 26*, 356–362.
46) Hervey, A. S., Epstein, J. N., & Curry, J. F. (2004). Neuropsychology of adults with attention-deficit/hyperactivity disorder: A meta-analytic review. *Neuropsychology, 18*(3), 485–503.
47) Hesslinger, B., Tebartz van Elst, L., Nyberg, E., Dykierek, P., Richter, H., Berner, M., et al. (2002). Psychotherapy of attention deficit hyperactivity disorder in adults—A pilot study using a structured skills training program. *European Archives of Psychiatry and Clinical Neuroscience, 252*, 177–184.
48) Kessler, R. C., Adler, L. A., Barkley, R. A., Biederman, J., Conners, C. K., Demler, O., et al. (2006). The prevalence and correlates of adult ADHD in the United States: Results from the national comorbidity survey replication. *American Journal of Psychiatry, 163*, 716–723.
49) Lahey, B. B., Pelham, W. E., Loney, J., Lee, S. S., & Willcutt, E. (2005). Instability of the DSM-IV subtypes of ADHD from preschool through elementary school. *Archives of General Psychiatry, 62*(8), 896–902.
50) Leark, P. A., Greenberg, L. K., Kindschi, C. L., Dupuy, T. R., & Hughes, S. J. (2007). *Test of Variables of Attention: Clinical manual*. Los Alamitos, CA: TOVA.
51) Luman, M., Oosterlaan, J., & Sergeant, J. A. (2005). The impact of reinforcement contingencies on AD/HD: A review and theoretical appraisal. *Clinical Psychology Review, 25*(2), 183–213.
52) Mannuzza, S., Klein, R. G., Bessler, A., Malloy, P., & LaPadula, M. (1998). Adult psychiatric status of hyperactive boys grown up. *American Journal of Psychiatry, 155*, 493–498.
53) McBurnett, K., Pfiffner, L. J., Willcutt, E., Tamm, L., Lerner, M., Ottolini, Y. L., et al. (1999). Experimental cross-validation of DSM-IV types of attention-deficit/hyperactivity disorder.

Journal of the American Academy of Child and Adolescent Psychiatry, 38, 17–24.

54) McDermott, S. P., & Wilens, T. E. (2000). Cognitive therapy for adults with ADHD. In T. Brown (Ed.), *Attention deficit disorders and comorbidities in children, adolescents, and adults* (pp. 569–606). Washington, DC: American Psychiatric Press.

55) Medori, R., Ramos-Quiroga, A., Casas, M., Kooij, J. J. S., Niemela, A., Trott, G.-E., et al. (2008). A randomized, placebo-controlled trial of three fixed dosages of prolonged-release OROS methylphenidate in adults with attention-deficit/hyperactivity disorder. *Biological Psychiatry, 63,* 981–989.

56) Michelson, D., Adler, L., Spencer, T., Reimherr, F. W., West, S. A., Allen, A. J., et al. (2003). Atomoxetine in adults with ADHD: Two randomized, placebo-controlled studies. *Biological Psychiatry, 53*(2), 112–120.

57) Morgenstern, J. (2004). *Organizing from the inside out: The foolproof system for organizing your home, your office, and your life.* New York: Holt.

58) Nigg, J. T. (2006). *What causes ADHD?: Understanding what goes wrong and why.* New York: Guilford Press.

59) Prochaska, J. O., & Norcross, J. C. (2001). Stages of change. *Psychotherapy, 38,* 443–448.

60) Quinlan, D. M., & Brown, T. E. (2003). Assessment of short-term verbal memory impairments in adolescents and adults with ADHD. *Journal of Attention Disorders, 6*(4), 143–152.

61) Ramsay, J. R., & Rostain, A. L. (2008). *Cognitive-behavioral therapy for adult ADHD: An integrative psychosocial and medical approach.* New York: Routledge.

62) Riccio, C. A., & Reynolds, C. R. (2001). Continuous performance tests are sensitive to ADHD in adults but lack specificity. A review and critique for differential diagnosis. *Annals of the New York Academy of Science, 931,* 113–139.

63) Rosenberg, M. (1965). *Society and the adolescent self-image.* Princeton, NJ: Princeton University Press.

64) Rostain, A. L., & Ramsay, J. R. (2006). A combined treatment approach for adults with ADHD—Results of an open study of 43 patients. *Journal of Attention Disorders, 10*(2), 150–159.

65) Roth, R. M., Isquith, P. K., & Gioia, G. A. (2005). *Behavior Rating Inventory of Executive Function—Adult Version (BRIEF-A).* Lutz, FL: Psychological Assessment Resources.

66) Safren, S. A., Otto, M. W., Sprich, S., Winett, C. L., Wilens, T. E., & Biederman, J. J. (2005). Cognitive-behavioral therapy for ADHD in medication-treated adults with continued symptoms. *Behaviour Research and Therapy, 43*(7), 831–842.

67) Safren, S. A., Sprich, S., Mimiaga, M. J., Surman, C., Knouse, L., et al. (2010). Cognitive-behavioral therapy vs. relaxation with educational support for medication-treated adults with ADHD and persistent symptoms: A randomized controlled trial. *Journal of the American Medical Association, 304*(8), 875–880.

68) Sanford, J. A., & Turner, A. (2004). *The Integrated Visual and Auditory Continuous Performance Test. Interpretive manual.* Richmond, VA: BrainTrain.

69) Seidman, L. J., Valera, E. M., & Bush, G. (2004). Brain function and structure in adults with attention-deficit/hyperactivity disorder. *Psychiatric Clinics of North America, 27*(2), 323–347.

70) Seidman, L. J., Valera, E. M., & Makris, N. (2005). Structural brain imaging of attention-deficit/hyperactivity disorder. *Biological Psychiatry, 57*(11), 1263–1272.

71) Seligman, M. E. P. (1975). *Helplessness: On depression, development, and death.* New York: Freeman.

72) Semrud-Clikeman, M., Biederman, J., Sprich-Buckminster, S., Lehman, B. K., Faraone, S. V., & Norman, D. (1992). Comorbidity between ADDH and learning disability: A review and report in a clinically referred sample. *Journal of the American Academy of Child and Adolescent Psychiatry, 31,* 439–448.

73) Sergeant, J. A. (2005). Modeling attention-deficit/hyperactivity disorder: A critical appraisal of the cognitive-energetic model. *Biological Psychiatry, 57*(11), 1248–1255.
74) Shear, M. K., Vanderbilt, J., Rucci, P., Endicott, J., Lydiard, B., Otto, M. W., et al. (2001). Reliability and validity of a structured interview guide for the Hamilton Anxiety Rating Scale (SIGH-A). *Depression and Anxiety, 13*, 166–178.
75) Smalley, S. L., McGough, J. J., Del'Homme, M., NewDelman, J., Gordon, E., Ki Liu, A., et al. (2000). Familial clustering of symptoms and disruptive behaviors in multiplex families with attention-deficit/hyperactivity disorder. *Journal of the American Academy of Child and Adolescent Psychiatry, 39*, 1135–1143.
76) Solanto, M. V., Etefia, K., & Marks, D. J. (2004). The utility of self-report measures and the Continuous Performance Test in the diagnosis of ADHD in adults. *CNS Spectrums, 9*, 649–659.
77) Solanto, M. V., Gilbert, S. N., Raj, A., Zhu, J., Pope-Boyd, S., Stepak, B., et al. (2007). Neurocognitive functioning in ADHD, predominantly inattentive subtype. *Journal of Abnormal Child Psychology, 35*(5), 729–744.
78) Solanto, M. V., Marks, D. J., Mitchell, K., Wasserstein, J., & Kofman, M. D. (2008). Development of a new psychosocial treatment for adults with ADHD. *Journal of Attention Disorders, 11*(6), 728–736.
79) Solanto, M. V., Marks, D. J., Wasserstein, J., Mitchell, K., Abikoff, H., Alvir, J. M., et al. (2010). Efficacy of meta-cognitive therapy for adult ADHD. *American Journal of Psychiatry, 167*(8), 958–968.
80) Sonuga-Barke, E. J. S. (2003). The dual pathway model of AD/HD: An elaboration of neuro-developmental characteristics. *Neuroscience and Biobehavioral Reviews, 27*, 593–604.
81) Sonuga-Barke, E. J., Sergeant, J. A., Nigg, J., & Willcutt, E. (2008). Executive dysfunction and delay aversion in attention deficit hyperactivity disorder: Nosologic and diagnostic implications. *Child and Adolescent Psychiatric Clinics of North America, 17*(2), 367–384.
82) Spencer, T., Biederman, J., & Wilens, T. (2004a). Nonstimulant treatment of adult attention-deficit/hyperactivity disorder. *Psychiatric Clinics of North America, 27*(2), 373–383.
83) Spencer, T., Biederman, J., & Wilens, T. (2004b). Stimulant treatment of adult attention-deficit/hyperactivity disorder. *Psychiatric Clinics of North America, 27*(2), 361–372.
84) Spencer, T., Biederman, J., Wilens, T., Doyle, R., Surman, C., Prince, J., et al. (2005). A large, double-blind, randomized clinical trial of methylphenidate in the treatment of adults with attention-deficit/hyperactivity disorder. *Biological Psychiatry, 57*(5), 456–463.
85) Spencer, T., Biederman, J., Wilens, T., Faraone, S., Prince, J., Girard, K., et al. (2001). Efficacy of a mixed amphetamine salts compound in adults with ADHD. *Archives of General Psychiatry, 58*, 775–782.
86) Stevenson, C. S., Whitmont, S., Bornholt, L., Livesey, D., & Stevenson, R. J. (2002). A cognitive remediation programme for adults with attention deficit hyperactivity disorder. *Australian and New Zealand Journal of Psychiatry, 36*, 610.
87) Tellegen, A., & Briggs, P. F. (1967). Old wine, new skins: Grouping Wechsler subtests into new scales. *Journal of Consulting and Clinical Psychology, 31*(5), 499–506.
88) Tucker, D. M., & Williamson, P. A. (1984). Asymmetric neural control systems in human self-regulation. *Psychological Review, 91*, 185–215.
89) Virta, M., Vedenpaa, A., Gronroos, N., Chydenius, E., Partinen, M., Vataja, R., et al. (2008). Adults with ADHD benefit from cognitive-behaviorally oriented group rehabilitation: A study of 29 participants. *Journal of Attention Disorders, 12*(3), 218–226.
90) Wasserstein, J., & Denckla, M. B. (2009). ADHD and learning disabilities in ADHD: Overlap with executive dysfunction. In T. E. Brown (Ed.), *ADHD comorbidities: Handbook for ADHD*

complications in children and adults (pp. 233–247). Arlington, VA: American Psychiatric Publishing.

91) Wasserstein, J., & Lynn, A. (2001). Metacognitive remediation in adult ADHD: Treating executive function deficits via executive functions. *Annals of the New York Academy of Science, 931*, 376–384.

92) Wasserstein, J., Wolf, L. E., Solanto, M., Marks, D., & Simkowitz, P. (2008). Adult attention deficit hyperactivity disorder: Basic and clinical issues. In J. F. Morgan & J. H. Ricker (Eds.), *Handbook of clinical neuropsychology* (pp. 679–695). Lisse, The Netherlands: Swets & Zeitlinger.

93) Weisler, R. H., Biederman, J., Spencer, T. J., Wilens, T. E., Faraone, S. V., Chrisman, A. K., et al. (2006). Mixed amphetamine salts extended-release in the treatment of adult ADHD: A randomized, controlled trial. *CNS Spectrums, 11*(8), 625–639.

94) Weiss, G., & Hechtman, L. (1993). *Hyperactive children grown up: Empirical findings and theoretical considerations* (2nd ed.). New York: Guilford Press.

95) Wiggins, D., Singh, K., Getz, H., & Hutchins, D. (1999). Effects of a brief group intervention for adults with attention-deficit/hyperactivity disorder. *Journal of Mental Health Counseling, 21*, 82–92.

96) Wilens, T. E. (2008). Pharmacotherapy of ADHD in adults. *CNS Spectrums, 13*(5 Suppl 8), 11–13.

97) Wilens, T. E., McDermott, S., Biederman, J., Abrantes, A., Hahesy, A., & Spencer, T. (1999). Cognitive therapy in the treatment of adults with ADHD: A systematic chart review of 26 cases. *Journal of Cognitive Psychotherapy: An International Quarterly, 13*, 215–226.

98) Willcutt, E. G., Doyle, A. E., Nigg, J. T., Faraone, S. V., & Pennington, B. F. (2005). Validity of the executive function theory of attention-deficit/hyperactivity disorder: A meta-analytic review. *Biological Psychiatry, 57*(11), 1336–1346.

99) Wolraich, M. L., Hannah, J. N., Pinnock, T. Y., Baumgaertel, A., & Brown, J. (1996). Comparison of diagnostic criteria for attention-deficit hyperactivity disorder in a county-wide sample. *Journal of the American Academy of Child and Adolescent Psychiatry, 35*, 319–324.

訳者あとがき

　本書は Cognitive-Behavioral Therapy for Adult ADHD：Targeting Executive Dysfunction の翻訳書です。大人の ADHD の方を対象にした認知行動療法を用いた治療について書かれています。前半は，治療の理論編，後半は実際に集団および個別の面接に用いることのできるワークブックとなっています。

　私が大人の ADHD の方の治療に興味をもつようになったのは，2000 年頃の精神科病院で働き始めたときが最初です。当時，大人の ADHD についての認知度は低く，「自分はうつ病なのではないか」と病院を訪れる方の中に，ちらほら ADHD の特徴をもつ方が見られていました。また，不安障害や薬物依存など他の問題で病院に見えた方のなかにも，ADHD の特徴を踏まえて治療を行っていく方がスムーズである，という方もいらっしゃいました。そのため，医療関係者の中では，ADHD を含む大人の発達障害の視点をもつことは，治療を行う上で欠かせないものになっていきました。

　やがて臨床の場が，大学の学生を対象にするようになっても，職場で働く方々を対象にするようになっても，性犯罪や覚醒剤の問題を抱える方を対象にするようになっても，ADHD の問題にぶつかりました。2010 年頃には，一般の方の間でも大人の発達障害の概念が広まりました。書籍やテレビなどにおいて啓発活動が進んだためです。

　そして 2014 年，私も朝日新聞医療サイト Apital において，大人の ADHD についてのコラムの連載を開始しました。それまではうつ病や不安障害など他のテーマについても書いていたのですが，このテーマになってからアクセス数は激増し，2015 年 5 月の今でもアクセスランキングの上位を保持して，多く読まれ続けています。そのくらい，世間の関心は高まってきています。

　一方で，大人の ADHD の過剰診断も懸念されています。「私も当てはまる，そうかも。」と本来診断されるより多くの人が自分のことを ADHD だと思うようになっていることも確かです。また，本来別に起因する問題まで，「なんでもかんでも ADHD のせい」だと認識されているケースもあるようです。大人の ADHD に関する啓発活動が，いたずらに不安をかき立てるだけの材料になってしまったり，単なる免罪符や悪いレッテル貼りを加速させるきっかけになってしまったりしているのかもしれません。

　そこで，大人の ADHD に関する書籍をいくつかあたってみました。片付けに

関する一般書は多く存在していました。片付けとADHDの特徴の関係が大変わかりやすく書かれていましたし，何より「どう片づけたらいいか」という具体的アイデアに富んでいました。イラストも多く，要点が明確でした。しかし，ADHDの方の持つ悩み全般に応えるための理論的枠組みは示されていませんでした。他の困りごとについては，また別の本を探して参考にしなければならないし，応用もしにくいということです。また，医学系専門書は，翻訳書がほとんどでした。海外のADHDに関する研究結果や診断基準などについて詳しく書かれていました。しかし実際の治療に用いることのできるようなワークシートなどが記載されているわけではなく，実用性に乏しいものでした。また，ワークブック形式のものもありましたが，ADHDの特徴を持つ人が，全体を把握できて集中して最後まで取り組めるような工夫がされているとはいえませんでした。なんとかカウンセリングで用いやすい本はないものかと探していました。

　そんなときに本書の翻訳の仕事に出会いました。「この本なら，理論的な背景もよくわかり，実際に用いることのできるワークシート，集団で行う際の専門家のためのマニュアルまでそろっている！」と感動したのを覚えています。早く翻訳して，日本のみなさんにお届けしたいと思いました。翻訳作業は深夜に及ぶこともありましたが，早く大人のADHDの方の臨床に携わる方々の手に取って欲しいという強い思いから，急いで仕上げました。大人のADHDという言葉が一人歩きすることなく，ADHDの特徴でお困りの方々のもとへ，少しでも自分らしく生きていくための糧としてお届けできればと思っています。

　最後になりましたが，出版に際しては，星和書店の方々，特に丁寧にチェックをいただいた編集の近藤達哉さんに心から感謝申し上げます。

2015年5月

中島 美鈴

索　引

ABC

CAADID　20
CAARS　26, 83
to-do リスト　105, 130, 135

【あ】

怒りのマネジメント　38
落ち着きのなさ　29

【か】

学習障害　21, 24, 28
学習性無力感　43
活性化　11, 14, 152
完璧主義　15
強化　13
強化子　116, 154
強化に対する非感受性　10, 13
強化の遅延による勾配　11
計画を立てる　183, 189
系統立てスキル　17
系統立てスキル訓練　13
混合型（ADHD）　7, 29

【さ】

時間記録用紙　122
時間の管理　103
時間を記録するエクササイズ　113, 118, 124
時間を見積もるエクササイズ　112, 117, 123
実行機能障害　9, 10
自動思考　138, 144
集中　153
重要性 - 緊急性の表　128
衝動コントロール　29
随伴性自己強化　115, 116
スケジュール帳　104, 109
整理整頓　162
整理整頓のシステム　161, 166

【た】

対人関係　8, 22
中核信念　142
長期的な報酬　154
動機の維持　154

【な】

認知 - エネルギーモデル　11
認知行動モデル　138
認知の歪み　139, 144, 145

【は】

ファイル　167
不安　5, 12, 23, 137
不注意優勢型（ADHD）　32
フローチャート　183
報酬の視覚化　155, 156
ホームワーク　13, 37, 41, 47, 72
補完的方略　13

【や】

薬物療法　8, 44
優先順位　126, 1 28, 131
優先順位づけ　125
抑うつ　5, 12, 23, 137

【編著者】

Mary V. Solanto, PhD

ニューヨーク市マウントサイナイ医学大学児童思春期精神科部門の精神医学准教授，ADHDセンター理事

　ADHDをもつ成人や子どもについて広範囲に取り組んでおり，その研究と著作はADHDをもつ人の認知行動機能，神経刺激薬の効果，ADHD不注意優勢型を対象とする。またADHDと関連の障害の診断と治療に向け，精神科医師と心理士の養成にも積極的に取り組む。Journal of Attention Disordersの編集委員を務め，組織化とセルフマネジメントを改善するための方略をADHDの成人グループに紹介している。

【著者】

David J. Marks, PhD

ニューヨーク市マウントサイナイ学習発達センター（学習障害と発達障害が疑われる子どもと成人に神経心理学的アセスメントを提供する）理事

　破壊的な行動障害，小児神経心理学，心理学的アセスメントの分野において臨床的スーパーヴィジョンを実践。その研究活動はADHDをもつ人を対象とした新しい心理社会的介入の開発のほか，ADHDの表現と経過における神経認知的要因と家族要因の役割に着目してきた。児童心理学と小児神経心理学の分野の科学雑誌のレビューアーを務める。

Katherine J. Mitchell, PsyD

臨床心理士，アルベルト・アインシュタイン医学校臨床准教授，ニューヨーク市モンテフィオーリ医科大学物質乱用治療プログラム担当心理士

　認知行動療法および対人関係に関する介入の融合のほか，アディクション，ADHD，不安障害，PTSDの治療の専門知識をもつ。物質使用障害の生物学的関連要因を調査する国家プロジェクトであるアルコール依存の遺伝に関する共同研究の臨床アセスメント理事を務めた。

Jeanette Wasserstein, PhD, ABPP-CN

心理士（神経心理学の専門医師会認定）

　神経発達的障害をもつ成人のアセスメントと治療を専門とし，マウントサイナイ医療センター教員。Clinical Neuropsychology Program at the New School for Social Researchの創設者であり，成人の学習障害とADHDをはじめ，一般書・専門書を含め広範囲の著作がある。

【訳者】

中島 美鈴（なかしま みすず）

臨床心理士。1978年，福岡県生まれ。2001年，広島大学大学院教育学研究科を修了後，精神科医療に携わり，アメリカ人スーパーヴァイザーの指導のもと，集団認知行動療法を始める。2005年より独立行政法人国立病院機構肥前精神医療センター勤務。2009年より東京大学大学院総合文化研究科助教。2010年より福岡大学人文学部研究員。2014年より福岡県職員相談室に勤務。福岡保護観察所にて薬物依存の，佐賀少年刑務所，福岡少年院および福岡刑務所にて性加害の集団認知行動療法に携わる。

著書に『くよくよ悩んでいるあなたにおくる幸せのストーリー――重～い気分を軽くする認知行動療法の34のテクニック』（2015），『自信がもてないあなたのための8つの認知行動療法レッスン』（2010），『私らしさよ，こんにちは』（2009），『集団認知行動療法実践マニュアル』（共編著，2011），訳書に『人間関係の悩み さようなら』（監訳，2012），『不安もパニックも，さようなら』（監修・監訳，2011），『もういちど自分らしさに出会うための10日間』（監修・監訳，2009），『ADHDタイプの大人のための時間管理ワークブック』（共著，2017）（以上，星和書店）など，著訳書多数。

佐藤 美奈子（さとう みなこ）

翻訳家。英語の学習参考書，問題集を執筆。
1992年名古屋大学文学部文学科卒業。

主な翻訳書に『わかれからの再出発』（増補改訂第2版）『いやな気分よ，さようなら』『私は病気ではない』『みんなで学ぶアスペルガー症候群と高機能自閉症』『虹の架け橋』『食も心もマインドフルに』『家族のための摂食障害ガイドブック』『認知療法全技法ガイド』『境界性パーソナリティ障害最新ガイド』『BPD（＝境界性パーソナリティ障害）をもつ子どもの親へのアドバイス』（いずれも共訳，星和書店）がある。

成人ADHDの認知行動療法
―実行機能障害の治療のために―

2015年8月24日　初版第1刷発行
2018年2月9日　初版第2刷発行

編・著者　メアリー・V・ソラント
訳　者　中島美鈴　佐藤美奈子
発行者　石澤雄司
発行所　株式会社 星 和 書 店
〒168-0074　東京都杉並区上高井戸1-2-5
電話　03（3329）0031（営業部）／03（3329）0033（編集部）
FAX　03（5374）7186（営業部）／03（5374）7185（編集部）
http://www.seiwa-pb.co.jp
印刷・製本　中央精版印刷株式会社

Printed in Japan　　　　　　　　　　　　　　　　　ISBN978-4-7911-0909-8

・本書に掲載する著作物の複製権・翻訳権・上映権・譲渡権・公衆送信権（送信可能化権を含む）は（株）星和書店が保有します。
・JCOPY 〈(社)出版者著作権管理機構 委託出版物〉
本書の無断複製は著作権法上での例外を除き禁じられています。複製される場合は，そのつど事前に（社）出版者著作権管理機構（電話03-3513-6969，FAX 03-3513-6979，e-mail：info@jcopy.or.jp）の許諾を得てください。

大人のADHD ワークブック

［著］R・A・バークレー　C・M・ベントン
［訳］山藤奈穂子
A5判　352頁　定価：本体 2,600円+税

集中できない、気が散る、片付けられない、計画を立てられない、時間の管理ができない、などの大人のADHDの症状をコントロールし、人間関係を好転させるためのヒントが満載。ADHDの最新の解説も詳しい。

ADHDタイプの大人のための 時間管理ワークブック

［著］中島美鈴　稲田尚子
A5判　176頁　定価：本体 1,800円+税

いつも遅刻、片づけられない、仕事が山積みでパニックになる、と悩んでいませんか。日常によくある困った場面別に学べるので、改善が早い！ ひとりでも、グループセラピーでも使用できるように構成されています。

発行：星和書店　http://www.seiwa-pb.co.jp

明日からできる
大人のADHD診療

［著］姜昌勲
A5判　160頁　定価：本体1,800円+税

急増する大人のADHDを診療する医療機関は少ない。本書は、5000例以上の臨床経験を基に、診療の具体的なノウハウを分かりやすく解説。明日からの大人のADHD診療の具体的な手引書である。

不安もパニックも、
さようなら

不安障害の認知行動療法：
薬を使うことなくあなたの人生を変化させるために

［著］デビッド・D・バーンズ
［監修・監訳］野村総一郎　中島美鈴　［訳］林建郎
四六判　784頁　定価：本体3,600円+税

『いやな気分よ、さようなら』の出版後26年、バーンズ博士はその間の臨床実践をもとに不安障害の認知行動療法を紹介。不安やパニックに対処する40の抗不安技法が分かりやすく説明されている。

発行：星和書店　http://www.seiwa-pb.co.jp

人間関係の悩み さようなら
素晴らしい対人関係を築くために

[著] デビッド・D・バーンズ
[監修] 野村総一郎　[監訳] 中島美鈴　[訳] 佐藤美奈子
四六判　496頁　定価：本体 2,400円+税

世界的なベストセラー『いやな気分よ、さようなら』の著者バーンズ博士が、周りの人との人間関係の悩みや問題に対して、認知療法に基づき画期的な解決法を提案する。わかりやすく効果的である。

もういちど自分らしさに出会うための10日間
自尊感情をとりもどすためのプログラム

[著] デビッド・D・バーンズ
[監修・監訳] 野村総一郎　中島美鈴　[訳] 林 建郎
A5判　464頁　定価：本体 2,500円+税

「いやな気分よ、さようなら」の著者バーンズ博士によるわかりやすい認知行動療法の練習帳。10日間の日常練習を行うことで、心の様々な問題を解決し、自信も得られるようにデザインされている。

発行：星和書店　http://www.seiwa-pb.co.jp

集団認知行動療法
実践マニュアル

[編] 中島美鈴　奥村泰之
[著] 関東集団認知行動療法研究会
A5判　212頁　定価：本体 2,400円+税

集団認知行動療法（集団CBT）の定義、エビデンス、今後の課題から、集団CBTのプログラムを立ち上げるまでのノウハウ、具体例、困難例とその解決策まで、集団CBTのAからZを知ることができる。

自信がもてないあなたのための
8つの認知行動療法レッスン

自尊心を高めるために。ひとりでできるワークブック

[著] 中島美鈴
四六判　352頁　定価：本体 1,800円+税

マイナス思考や過剰な自己嫌悪に苦しんでいるあなたへ―認知行動療法とリラクセーションを組み合わせたプログラムを用いて解決のヒントを学び、実践することで効果を得る記入式ワークブック。

発行：星和書店　http://www.seiwa-pb.co.jp

くよくよ悩んでいるあなたにおくる幸せのストーリー

くよくよ悩んでいるあなたにおくる幸せのストーリー

［著］中島美鈴
四六判　304頁　定価：本体 1,700円+税

本書は、気分が落ち込んだり、人間関係で悩む女性が、「認知行動療法」のテクニックを使って、問題を解決していく23の話から成り立っている。読むだけで、気分が軽くなり、幸せな日々が訪れる。

私らしさよ、こんにちは

5日間の新しい集団認知行動療法ワークブック

［著］中島美鈴
B5判　68頁　定価：本体 800円+税

自分を大切にし、自尊心を高め、マイナス思考を克服するための集団認知行動療法プログラム「DVD版私らしさよ、こんにちは」のテキスト。認知行動療法のスキルが5日間で習得できる。

〈DVD版〉私らしさよ、こんにちは

中島美鈴　B5函入　DVD 1枚（収録時間 約1時間54分）
B5判テキスト（68頁）同封　定価：本体 5,800円+税

発行：星和書店　http://www.seiwa-pb.co.jp